访学归来

一个中国医生眼中的以色列医疗与人文

徐 幼 —— 著

四川科学技术出版社

图书在版编目（CIP）数据

访学归来：一个中国医生眼中的以色列医疗与人文 /
徐幼著 . — 成都：四川科学技术出版社，2023.7
　　ISBN 978-7-5727-1063-6

　　Ⅰ . ①访… Ⅱ . ①徐… Ⅲ . ①医疗保健制度—概况—
以色列 Ⅳ . ① R199.382

中国国家版本馆 CIP 数据核字（2023）第 141966 号

访学归来

一个中国医生眼中的以色列医疗与人文

FANGXUE GUILAI

YI GE ZHONGGUO YISHENG YAN ZHONG DE YISELIE YILIAO YU RENWEN

徐　幼 ——— 著

出 品 人　程佳月
责任编辑　张湉湉
助理编辑　吴　文
封面设计　成都编悦文化传播有限公司
责任出版　欧晓春
出版发行　四川科学技术出版社
地　　址　四川省成都市锦江区三色路238号新华之星A座
　　　　　传真：028-86361756　邮政编码：610023
成品尺寸　170 mm × 240 mm
印　　张　11　　字　数　220 千
照　　排　成都木之雨文化传播有限公司
印　　刷　成都远恒彩色印务有限公司
版　　次　2023 年 7 月第 1 版
印　　次　2023 年 8 月第 1 次印刷
定　　价　58.00 元
ISBN 9978-7-5727-1063-6

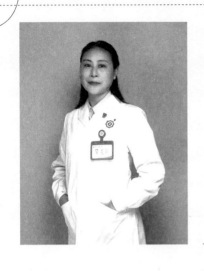

徐幼　教授

电子科技大学医学院附属
成都市妇女儿童中心医院

中国共产党党员，人才引进专家，主任医师，一级专家，电子科技大学医学院附属成都市妇女儿童中心医院儿童耳鼻咽喉头颈外科原主任，儿童耳鼻咽喉头颈外科知名专家；2018年荣获医院"优秀共产党员"称号、"优秀通讯员一等奖""最具影响力一等奖"，以及首届"中国医师节"优秀医生；以色列理工学院医学院露丝·拉帕波特儿童医院（Ruth Rappaport Children's Hospital）耳鼻咽喉头颈外科中心访问学者；中华医学会儿童耳鼻咽喉头颈外科学组第十、十一、十二届全国委员，中国妇幼保健协会儿童听力专业委员会副主任委员；四川省耳鼻咽喉头颈外科学会儿童耳鼻咽喉头颈外科专委会首届主任委员，四川省医师协会耳鼻咽喉头颈外科学专委会常务委员，四川省医学会睡眠医学专委会常务委员，国家儿童医学中心耳鼻咽喉头颈外科联盟委员会委员，西部儿童耳鼻咽喉头颈外科联盟副理事长，四川省卫生健康委员会儿童先天结构畸形评审专家及四川省儿童残疾评审专家。

主要研究领域：儿童耳鼻咽喉气道疾病；对儿童耳鼻咽喉头颈外科领域的罕见病及复杂疑难疾病的诊治有较丰富的临床经验；完成新生儿、婴幼儿各类咽喉、气道复杂疑难疾病手术近百例；完成儿童各类耳鼻咽喉、气管、食管异物及其并发症等危重急症抢救及手术数百例；完成婴幼儿腺样体扁桃体切除手术近万例。

主要学术成就：主持省级科研项目1项；在SCI、《中华耳鼻咽喉头颈外科杂志》及本专业其他核心期刊以第一作者和通讯作者发表相关论文40余篇；出版国内首部预防儿童耳鼻喉、食管、气管异物及意外伤害的科普专著《你的孩子安全吗》一书；出版《访学归来　一个中国医生眼中的以色列医疗与人文》一书。

座右铭：不为良相，便为良医！

题　记

我身逢盛世，乘着祖国富强之东风，飞出国墙，

我恰逢其时，凭借医院良好之政策，走出国门，

世界那么大，能出去看看，我之所幸！

国家那么多，我有缘访学以色列，是我之福也！

访学三个月，我对以色列这个中东国家，实在是难以全面了解。我所看到的、感受到的令我思绪万千。我强烈地想将在这里的所见、所闻、所感、所思、所想记录下来。

我将目光所及之处、内心的真实感受用朴素的文字记录下来，呈现我眼中的以色列医疗与人文……

前　言

　　对于以色列，我是陌生的，对于以色列医疗我更是不了解的。在我的印象中，对以色列略知一二的就是中东战争，还有以色列总理拉宾为推进中东和平获诺贝尔和平奖的新闻画面，以及从电视上看到以色列与巴勒斯坦在约旦河西岸之间修建的高耸的隔离墙，战争、沙漠是我对这个国度的认识。

　　以上的认知是模糊的，但对我的影响是深刻的，它打消了我去以色列的念头，也阻碍了我去以色列访学研修的步伐。

　　通过英语考试后不久，我得到以色列方面发来的邀请函，邀请我去访学研修。由于上述种种因素的影响，我迟迟不肯去办理手续。我希望能去其他国家访学，但命运最终仍然坚决地把我送到了以色列这个中东国家，让我与其亲密接触，从而让我对这个遥远的国度有了一个更加清晰的、直接的感受与了解，由此改变了我之前的许多认识……

　　我记得在即将离开祖国的前夕，心中仍充满忐忑和不安，令我踌躇不决。我所在医院的林永红书记仿佛看出了我的心思，轻轻地对我说："去以色列看看吧，那里的医疗值得我们学习！"林书记的一句话坚定了我去以色列的决心，于是我出发了……

我还记得，在我访学结束，即将离开以色列的前夕，一位教授送了我一张名片，深情地对我说："有缘与你相遇在以色列，并不是机缘巧合，那是上帝的安排……"我不相信上帝的存在，但我珍惜与以色列这次跨越千山万水的邂逅。以色列之行不仅让我有机会看到这个国度的医疗，也感受到了其医疗中体现的人文关怀，也更加清晰地看到其文化背后支撑起这个中东小国强大的民族精神。

以色列，中东沙漠上的一颗明珠，它以独特的精神气质屹立在中东，以色列人民的坚强精神值得我们去感受，更值得我用文字去记录、去书写。

这便是我写这本书的初心……

目 录 MULU

第一章　访学前的往事

第一节　在纠结、犹豫、徘徊中申请出国访学研修 / 002

第二节　难忘出国英语面试的紧张和老师的鼓励 / 004

第三节　英语成绩合格，几经周折后出发 / 006

第四节　临行前佩戴徽章及国旗、队旗交接仪式 / 010

第五节　代表全体赴海外访学研修学员发言 / 012

第二章　以色列印象

第一节　以色列给我的第一印象：中东沙漠上的一颗绿色的明珠 / 016

第二节　我心安处便是家 / 019

　　　　——温馨、阳光、面向大海的家

第三节　现代化的瑞本医院（RAMBAM Health Care Campus） / 021

第四节　颇具特色的以色列露丝·拉帕波特儿童医院

　　　　（Ruth Rappaport Children's Hospital） / 024

第五节　对老人和残疾人的关爱无微不至 / 027

第六节　尽量减少对患者的搬动，更安全、舒适是以色列医疗服务的核心 / 029

第七节　每日一换的工作服是瑞本医院带给我的全新感受 / 031

第八节　严格的分级诊疗及全民免费医疗是以色列医疗体系的核心 / 033

第九节　严格的医学生选拔培养制度成就了以色列的医疗质量与安全 / 035

第十节　瑞本医院手术室里的男护士　/ 038

　　　　——我访学第一天遇到的小暖男

第十一节　瑞本医院手术室的人性化生活餐厅　/ 041

第三章　　以色列的医疗与人文

第一节　以色列门诊访学见闻篇　/ 044

　　　　——门诊诊断室里完善的设备，无限沟通交流

第二节　微笑，是世界上最好的名片　/ 048

第三节　瑞本医院的手术室不需要换鞋　/ 051

　　　　——一次极端的天气带给我难忘的感受

第四节　观摩瑞本医院耳鼻咽喉头颈外科团队完成复杂手术　/ 053

第五节　101 岁高龄老人在日间手术室完成鼻部肿瘤切除修复重建术　/ 056

第六节　访学以色列，邂逅 81 岁高龄的麻醉师　/ 059

第七节　在瑞本医院，六旬高龄的护士仍工作在临床护理的一线　/ 062

第八节　这里的急诊科静悄悄　/ 064

第九节　以色列的医生很努力　/ 066

第十节　瑞本医院图书馆　/ 070

　　　　——我们访学的精神家园

第十一节　精湛的技术　/ 074

　　　　——气管切开术后气管导管脱落，紧急重返手术抢救成功

第十二节　在手术室，他将我露在手术帽外的长发轻轻地编起　/ 076

第十三节　严谨的以色列医生是我学习的榜样　/ 078

　　　　——我的导师 Ziv Gil 教授

第十四节　医学无国界，风险也相同　/ 081

第十五节　多学科合作完成高难度、高风险的听神经瘤手术 ／ 085

第十六节　鼻科医生与神经外科医师联手完成鼻颅底肿瘤手术 ／ 088

第十七节　相同的儿童腺样体扁桃体切除手术，不同的麻醉复苏关怀 ／ 091

第十八节　严格的安保制度让医院更安全、更有序 ／ 093

第十九节　参观以色列施耐德儿童医学中心

　　　　　（Schneider Children's Medical Center of Israel） ／ 095

第二十节　访学瑞本医院三个月，

　　　　　未见儿童耳鼻咽喉食管、气道各类异物手术 ／ 098

第二十一节　瑞本医院独特的捐赠墙，闪耀着仁爱、慈善的人性光芒 ／ 101

第二十二节　将丈夫请进手术室陪同，彰显人性关爱 ／ 103

第四章　访学海外，心与祖国同在

第一节　在雨中，我们向祖国和人民拜年 ／ 106

第二节　2020 年新春佳节致团队的一封拜年信 ／ 109

第三节　应中国驻以色列大使馆邀请参加中国农历新年春节招待会 ／ 111

第四节　访学海外，我们在以色列欢度元旦和春节的快乐时光 ／ 114

第五章　中国留学生在以色列

第一节　在以色列遇到中国留学生 ／ 118

第二节　中国留学生施在以色列 ／ 120

第三节　在瑞本儿童医院巧遇一对中国留学生抱着孩子来看病 ／ 122

第六章　　感受文化

第一节　蓝天白云下的耶路撒冷 / 126

第二节　以色列美丽的巴哈伊花园 / 131

第三节　沙漠之中的死海——美丽的盐湖 / 134

第四节　以色列国父——戴维·本-古里安之墓 / 136

第五节　那一天，我们居住的大楼枪声响起 / 139

第六节　热情友好的以色列人民帮助我们 / 141

第七节　参加以色列家庭聚会，遇见《生命自传》里的主人 / 142

　　　　——一个以色列犹太老人家中的中国元素

第八节　公交车驾驶员对残疾老人的关爱 / 145

第九节　我们在以色列访学的 Lierl 老师 / 147

第十节　没有校门和围墙的以色列理工学院 / 149

第十一节　参观以色列国家博物馆 / 151

第十二节　在地中海边，我从辛勤劳作的以色列渔夫手中买了一条鱼 / 153

第七章　　访学归来

第一节　我们结业了 / 156

第二节　在以色列，我和我的同学们 / 158

第三节　伟大的祖国，我们终于回来了 / 161

第四节　访学归来，向祖国和医院汇报 / 163

结束语

致谢

第
一
章

第01章

访
学
前
的
往
事

第一节
在纠结、犹豫、徘徊中申请出国访学研修

那是2018年的一天，我收到了医院人事部外事办公室的一条消息："有一个去以色列耳鼻咽喉头颈外科的访学研修名额，请传达到科室每个员工，有意愿者在科室报名，由科室上报医院。"我立即将这一通知在科室群里发布。遗憾的是通知发出后直到报名截止的那天，科室没有一个人报名。我又再次发出通知，希望有人报名去国外访学研修，但仍然没有人报名。我感到失望，更感到有些惋惜……

我有点疑惑，难道这千载难逢的学习机会无人问津？我问科室的同事们，为什么不报名呢？得到的回答是："去以色列不安全……"

我暗自深深地惋惜，惋惜这个机会来得太迟，如果早来10年、20年，那时我还年轻，我一定第一个报名，我一定要跨出国门去访学研修。但此时的我已经不再年轻，已近耳顺之年，我还能出国访学吗？

我犹豫着、思考着、纠结着自己要不要报名。但我的年龄符合要求吗？我有点不自信地打通了人事部的电话，弱弱地问道："科室没有人报名，那我就给自己报一个名，可以吗？"电话那头回复："好的，徐幼主任，那耳鼻咽喉头颈外科就报你了。"

　　就这样，我在踌躇不决中报名去以色列访学研修。最终能行吗？我没有把握，只在心中默默地告诉自己，向前走，只需努力，不问结果……当我把报名去海外访学研修的消息告诉家人时，家人问我去哪个国家，我答"以色列"。丈夫第一个站出来反对，理由是以色列是一个战乱国家，很不安全，他坚决反对我去以色列访学研修。自此，家里的气氛一度变得非常紧张。我去以色列访学的愿望没有得到家人的理解，我也一度陷入苦闷之中……

　　一天，女儿对我说："妈妈，为了您去以色列的安全，我提前去以色列旅游一趟，实地帮您考察一下，如果危险，您就放弃；如果可行，我支持您的决定。"女儿的理解让我欣慰。

　　女儿旅游回来告诉我，以色列是一个发达国家，也是一个治安秩序非常好的国家，以色列人民对中国人民是非常友好的……女儿最后语气坚定地对我说："妈妈，我支持您去以色列……"

　　女儿的支持坚定了我去以色列访学研修的决心。

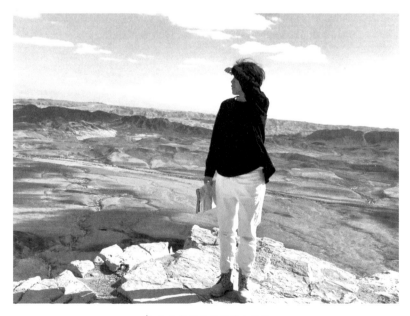

❖ 女儿在以色列拉蒙大峡谷

第二节
难忘出国英语面试的紧张和老师的鼓励

　　为了更好地提高出国人员的英语水平，医院组织出国人员参加四川大学出国人员英语培训。由于工作的安排，我错过了这次英语培训。英语面试的日期一天天临近，我心里的紧张难以言表。

　　我记得那天是周二，正是我的手术日，医院通知我下午去四川大学出国留学人员培训中心参加英语面试。我做完手术后火速赶往面试地点，赶到时才获知我是今天面试的最后一个学员。我紧张地在外面等候，一方面希望早点轮到我，早点结束这紧张的等待；另一方面又希望晚一点轮到我，让我再准备一会儿。紧张、忐忑的心情一直伴随着我。终于，我听到了老师通报的声音："下一个请徐幼准备。"我赶紧来到面试室门口不安地等候着。10分钟过去了，20分钟过去了，进去的人还没出来，我更紧张了，看来面试有点难。我正在猜想时，突然听到一个声音叫道："请徐幼进来。"终于轮到我了，我立即推开门进入面试室，只见三位老师并排坐着，中间一位年纪大一点，我轻声地道了一声："老师好！"

　　老师让我用英语介绍一下自己和专业，然后又问我为什么这么大的年纪还要出国研修，我一一作答。可能是用英语表达不清楚，或口语交流比较困难，后来老师开始用中文与我沟通了许多问题。我感觉老师对我的回答是满意的。

最后，老师说："在其他同事都不愿意去以色列的情况下，您勇敢地迈出了这一步，求学的精神令我敬佩，也值得我们学习。年龄不应该成为阻挡您出国访学研修的障碍，医学是一门需要终身学习的学科。不管是美国、英国，还是以色列等国的医院，英语是主要的交流语言，您的英语，特别是口语还需要加强练习。谢谢您能来参加我们今天的面试，祝您成功！"

我向老师道了一声"谢谢"，缓缓地离开了面试的教室。此时面试前忐忑不安的心虽然放下了，但面试后对自己表现的不满意及对英语的不自信又爬上了心头……

接下来，我开始了漫长的等待……

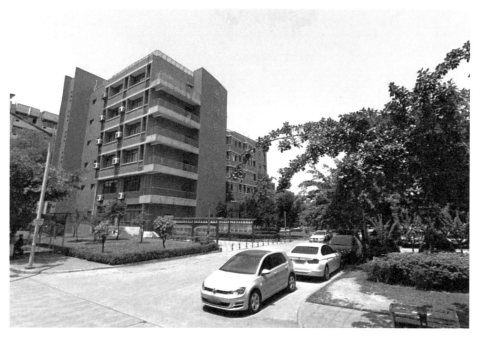

❖ 四川大学出国留学人员培训部大楼

第三节

英语成绩合格，几经周折后出发

2019年初，医院接到北京出国留学管理方面的通知，我的英语面试通过了，获得了出国访学研修的资格，可以做出国前的准备了。我高兴极了，期待着早日走出国门去看看外面的世界，去了解世界医疗。但当时我所在的科室刚成立不到两个月，很多工作等待我去完成。

这期间医院通知报名去英国奥尔赫儿童医院访学研修，我决定放弃去以色列，改选去英国。2019年9月，我接到英方视频面试的通知，但面试未通过被拒，我感到沮丧、挫败。我努力争取第二次面试的机会，英方终于同意给我第二次面试机会，时间定在2019年10月7日晚上7~8点。当天正值中国的国庆黄金周假期，那天也正好是我上门诊值二线夜班，不巧遇到儿童重症学病房（PICU）有一个患儿鼻腔大出血，已反复手术3次。晚上6

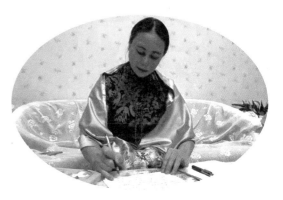

❖ 2019年9月24日晚上7点左右，我在家为英国奥尔赫儿童医院视频面试邀请做最后的准备

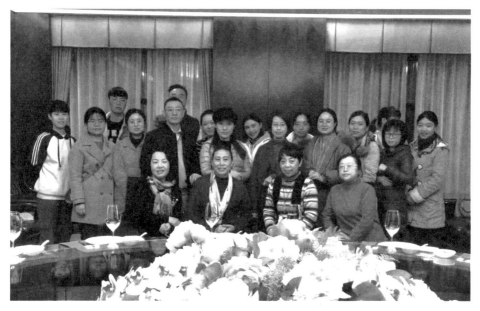

❖ 2019 年 12 月 18 日离开祖国时我和科室同事欢聚一堂，接受大家微笑满满的祝福

点多，一线值班医生告诉我该患儿鼻腔又大出血，让我立即赶往手术室。我心想，这下麻烦了，万一上了手术台下不来，面试时间一耽误，我就再没有机会面试了。一边是我期待已久的出国访学研修视频面试，一边是神圣的医者使命，两者都很重要。这时一个声音告诉我，医者的使命是治病救人，作为医生，宁可放弃出国学习，也要先救人。我快速地向手术室跑去，但我仍心有不甘，我一边往手术室赶，一边给北京方面打电话，希望他们转告英国方面，万一我因为手术不能按时面试，请求将时间往后延迟。北京方面回复说："英国人很守时，今天是你第二次面试，如果手术耽误了英方面试的时间，可能就再没有机会了……"

由于该患儿已经是多次反复鼻腔出血，经反复止血填塞，再次止血难度较大，时间可能会较长。电话里的声音"如果手术耽误了英方面试的时间，可能就再没有机会了"一直在我耳边回响，但我丝毫没有犹豫地选择了上手术台。如我所料，患儿鼻腔出血严重，出血较多，填塞次数多，鼻腔肿胀严重，寻找出血部位很困难，止血更困难，手术时间较长，面试的时间在逐渐逼近，患儿的鼻出血还没能止住。我一边收缩患儿的鼻腔，一边在狭小的鼻腔中寻找鼻出血的部位，找到了鼻出血的原因是鼻咽部左侧血管瘤样病变导致出血，立即请来介入科会诊，通过介入治疗后患儿的鼻出血终于止住了。

手术结束后，我急忙脱下手术服，摘下帽子和口罩，脱下手套，飞速往办公室跑，希望能赶上英方面试，但我的面试时间早已经过了，英国人没有等我，我最终错过了去英国访学研修的机会。

由于出国英语考试的时效性，那年可选择的国家就只有以色列和澳大利亚。我决定去澳大利亚了，但最后因故澳大利亚也未能成行。难道这就是我和以色列的缘分，和以色列瑞本医院的缘分？

2019年10月25日，当我接到以色列方面的邀请函时正在回家的地铁上，我含泪写了《我虽不能，但心向往之》。字里行间虽然是对团队的小伙伴说的，却也是在对自己说："英语是我们认识世界的桥梁，英语是我们打开世界这扇门的敲门砖……"

2019年12月19日，经历一年的周折，我终于登上了去以色列的航班。

望着机窗外，我在心中对渐行渐远的祖国说："再见，我的祖国！我会回来的……"同时向着地中海岸的以色列说："以色列，我来了！"

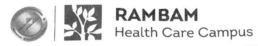

RAMBAM
Health Care Campus

Michael Halberthal, MD, MHA, General Director

Clinical-educator Assistant Professor, The Ruth & Bruce Rappaport Faculty of Medicine,
Technion–Israel Institute of Technology

October 15, 2019

To Whom It May Concern

I am pleased to invite Dr. You XU from Chengdu Women's & Children's Central Hospital to visit Rambam Health Corporation Israel from December 18, 2019 to March 14, 2020.

During the visit, Dr. You XU will visit our hospital, observe our treatment equipment and facilities, attend special meetings and conferences, and communicate with our professionals. The visit will enhance the relationship between our two hospitals.

We will make arrangements for Dr. You XU's visit in Israel. Dr. You XU will not, for any reason, perform any practical intervention on patients hospitalized in the different departments of the hospital.

Name	Gender	Date of Birth	Hospital Served
Dr. You XU	Female	29th Nov. 1962	Chengdu Women's & Children's Central Hospital

All costs related to Dr. You XU stay in Israel are to be borne her hospital.

Please issue a 90 days visa for the abovementioned participant.

For further queries, please contact Mrs. Liel Rosenberg – Project Manager.

Contact details: Tel: 972-4-7773260 | Fax: 972-4-7771838 | Email: l_rosenberg@rmc.gov.il

Sincerely,

Michael Halberthal

Michael Halberthal, MD, MHA, **General Director**

❖ *以色列访学研修的邀请函*

第四节

临行前佩戴徽章及国旗、队旗交接仪式

2019年12月19日，北京华通国康公益基金会（英文简称BHGF）为第八期出访以色列医疗研修项目组织的行前会在北京外国专家大厦一楼会议室举行。作为有幸被医院选派为第八期赴以色列研修项目中的一员，我当选为本团的团长，代表全体学员在行前会上发言。

本团共有24名学员，我作为四川省唯一的代表与其他来自上海、广东、江苏、山东、河南、甘肃等省份不同专业的医生一道赴以色列理工学院医学院瑞本医院开始为期三个月的访学研修生活。

临行前，北京华通国康基金会为每一位学员佩戴徽章，并将一面鲜红的五星红旗和一面第八期赴以色列瑞本医院研修项目的队旗亲手交到了我的手中。基金会代表深情地对我说："带着国旗和队旗远赴以色列，随时都会感受到祖国的温暖与你们同在。"同时还亲切地对我们全体学员说："无论走到哪里，你们都有一个共同的名字——中国人，你们要为国旗增光，为华通国康第八期队旗添彩！"简短的话语、殷切的希望，我们带着祖国和人民的重托，带着为祖国医学事业勤奋学习的愿望，踏上了去以色列的访学之路。

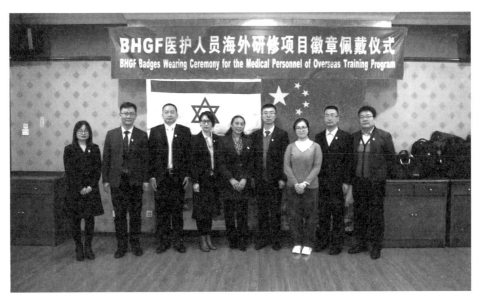

❖ 北京华通国康公益基金会医护人员海外研修项目徽章佩戴仪式

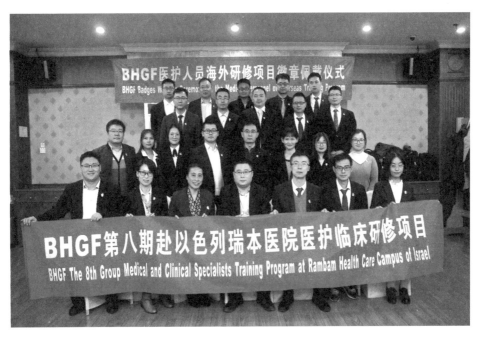

❖ 全体学员合影

第五节

代表全体赴海外访学研修学员发言

尊敬的各位领导、来自全国的各位同学：

大家下午好！

我是来自电子科技大学医学院附属妇女儿童医院·成都市妇女儿童中心医院的徐幼，我的专业是耳鼻咽喉头颈外科。感谢领导的信任，让我担任本次第八期赴以色列瑞本医院研修团的团长！

在此，我代表全体学员感谢伟大的祖国，感谢我们的医院，感谢北京华通国康公益基金会的辛勤付出，才能让我们第八期赴以色列瑞本医院访学研修能顺利成行。

我荣幸地担任本次出国访学研修团的团长，和政委一道带队出征，为祖国的医学事业刻苦钻研，提升自己的医疗技术水平，提高为患者服务的能力，更好地报效我们的祖国。

我们来自祖国的四面八方，为了祖国的医学事业走到一起。今天，我们即将离开祖国，远离亲人，远赴以色列瑞本医院开始为期三个月的访学研修。我的内心无比激动并充满感激，因为祖国的强大，才能为我们提供这样宝贵的学习机会；因为医学的发展与差异，才让我们对先进的医疗技术学习的向往与渴

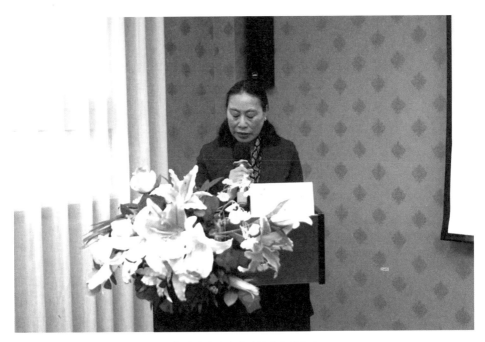

❖ 我代表全体出国访学学员发言

望变成现实。

　　团长虽然是本次海外访学研修团队中的一个临时性的职位，但对我来讲是一种使命和担当。作为一名受党培养、教育多年的共产党员，我一定和政委一道团结协作，带领全体学员遵守国际准则，尊重所去国家的宗教信仰，坚守医疗道德，刻苦学习，向国际社会展示中国医生的良好形象，为五星红旗争光，为祖国添彩，圆满完成海外研修任务。请祖国人民放心，请医院和亲人放心，我们一定不辱使命，学有所成，平安归来！

2019年12月19日于北京

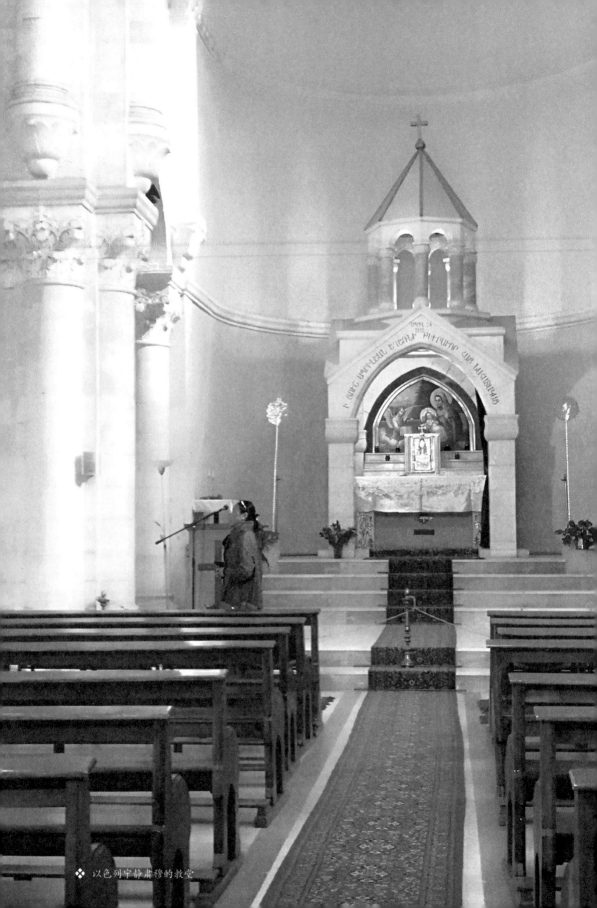

❖ 以色列宁静肃穆的教堂

第二章 02

以色列印象

第一节

以色列给我的第一印象：中东沙漠上的一颗绿色的明珠

以色列位于美丽的地中海沿岸，国土面积狭小，其中70%以上都是沙漠，自然资源严重匮乏，人口大约有910万。来以色列之前，我的心中忐忑不安，因为对以色列的印象除了战争还有贫瘠的土地、荒凉的沙漠。但我又对以色列充满向往，因为那是中东最强大的国家之一，它人均国内生产总值（GDP）近4.4万美元，产生了12位诺贝尔奖得主，有几十家高科技企业在美国纳斯达克成功上市，也是人均风险投资世界排名第一的发达国家。同时，我也听说该国的医疗很发达、很先进。

忐忑不安的心一直伴随着我，12小时后我搭乘的航班终于在2019年12月20日早晨6点30分平安着陆在以色列特拉维夫本·古里安国际机场。一下飞机，映入眼帘的是机场优美的环境、稀少的人群，宁静、祥和、规范有序的氛围。以色列人民对我们亲切地微笑和礼貌地点头，热情地打着招呼："China，Hello！（中国，你好！）"向我们传递着以色列人民对我们的友好情谊，让我紧张的心放松下来。

我们坐上瑞本医院派来迎接我们的大巴，一路上两旁的绿化带绿意盎然，

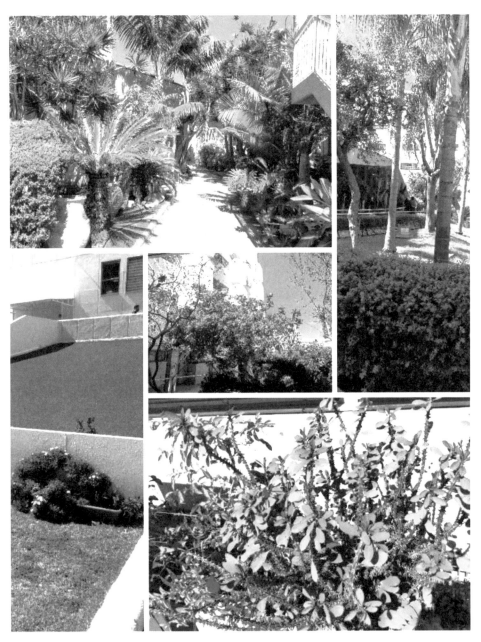

❖ 每一棵小树下都盘绕着细小弯曲的管道，为沙漠中的小草输送水分

蓝天白云，小鸟自由飞翔，一片生机盎然。我们没有看见传说中的荒凉沙漠，也没有听到隆隆的枪炮声。这如诗如画般的美居然根植于这贫瘠的沙漠之地，归功于以色列高度发达的农业，用先进的灌溉技术把这片沙漠变成了眼前的美丽绿洲。如果不是亲临此地，我很难想象以色列真是中东沙漠中一颗绿色的明珠；如果不是亲眼所见，怎能让我相信眼前看到的这美丽、宁静、祥和的国度是以色列！

这里的街道并不太宽敞，但清洁、畅通，行人稀少，车辆不多，红绿灯也很少。人行横道前，所有车辆主动停车礼让行人，很少见到超速、超车、抢道的现象。在每一个转弯的路口，不论有无直行车辆，驾驶员都主动停车观察后再继续行驶。从特拉维夫本·古里安国际机场到我们在海法的住地有一个多小时的车程，但都畅通无阻，没有发生堵车的现象，没有看见收费站，看到的只是道路两旁绿茵茵的小草在贫瘠的沙漠中顽强地生长。它们像一种向上的希望，这是以色列给我留下的第一印象。

第二节
我心安处便是家——温馨、阳光、面向大海的家

经过约12小时的空中飞行，我们途经地中海，来到以色列。一个多小时的大巴载着我们沿着海边公路行驶，缓缓地停靠在一座美丽的大厦前。驾驶员告诉我们这就是要入住的酒店。海风吹来，轻拂着我们疲惫的脸庞，仿佛是在欢迎我们的到来。

我们即将入住的酒店所在的大厦名叫阿尔莫格大厦（Almog building），造型美观，环境优美，面向大海。大楼中间是镂空设计，据说是因为它是以色列距海边最近的一座大厦，距地中海海边不足100米，为了减轻海风对大楼的冲击力，建筑师特意设计的。酒店大厅里，以色列瑞本医院国际部的Liel老师早已等候在那里，她热情地和我们一一握手，表示欢迎。洁白的餐桌上摆满了为我们准备的丰盛早餐（面包、奶油、牛奶）。早餐过后，Lierl老师开始为我们分配房间，并带我们依次入住。

以色列瑞本医院为我们安排的这家酒店是公寓式酒店，内部设施良好，标准间的居室、开放式的厨房、漂亮的客厅，各种餐具一应俱全，可供学员们自助伙食，很好地照顾了我们生活饮食文化的差异。充满人性化的接待安排让

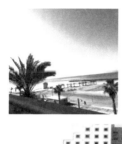
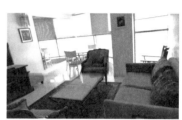

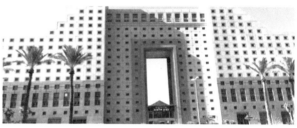

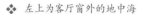

❖ 左上为客厅窗外的地中海

❖ 右上为居室客厅

❖ 中图为我们入住的阿尔莫格大厦

❖ 左下为卧室

❖ 右下为居室家具

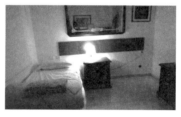
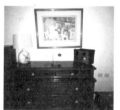

我们倍感温暖。每个房间都有一个大大的客厅，布置得温馨、整洁，配上家具的装点，散发着古朴的韵味。同时，每个房间都面向大海，清晨海风拂面，傍晚海涛声声。一条幽静蜿蜒的海滨小路从我们的住地一直通向瑞本医院。看得出北京华通国康基金会和以色列瑞本医院方面是非常重视和关注我们这次的学习和生活，为我们提供了如此良好的条件。我们忘记了旅途的劳顿、离家的惆怅、思乡的愁绪，有一种宾至如归之感。

感谢以色列方面给予我们一个面向大海，温暖、阳光的家。我心安处便是家！

第三节

现代化的瑞本医院
(RAMBAM Health Care Campus)

　　我们本次是在以色列第二大海滨城市海法市的瑞本医院访学研修。美丽的瑞本医院坐落在地中海岸边，是一个拥有80余年历史文化的现代化医院，是以色列理工学院医学院附属教学医院，医疗技术雄厚，医疗设备先进，集医、教、研为一体，接收来自世界各地的医生进修学习。

　　瑞本医院以先进的医疗技术与高度人性化的管理相结合的理念服务以色列及中东地区的人们。瑞本医院拥有1 000个床位，61个住院部，73个特色科室，25个中央实验室，40个医学研究院。

　　同时，瑞本医院拥有30多个手术室，分别位于地下室和1楼，每年完成手术3万余台。瑞本医院的日间手术管理高度发达、规范有序、安全便捷，日间手术的良好运行为以色列的医疗起到很好的保证。胶囊胃镜、靶向基因疗法、电子耳蜗技术、耳鼻咽喉头颈外科实验室、人类胚胎干细胞移植、普罗米修斯（Prometheus）监控操作系统等是医院的特色医学，这些学科的技术水平均接近世界先进水平，在国际享有一定声誉。

　　世界上首个人类胚胎干细胞、首个心脏干细胞就是在瑞本医院培养的。以

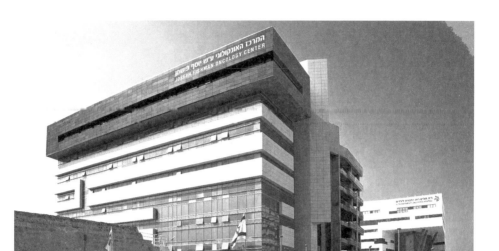

❖ 瑞本医院的肿瘤大楼

色列诺贝尔化学奖（2004年）得主Ciechanover教授和Hershko教授都是在瑞本医院完成科学贡献的。这些成就无不为瑞本医院增添了许多值得自豪和骄傲的色彩。

瑞本医院还是中东地区最大的三级医疗转诊中心，服务于中东周边的多个国家和地区的近200万人口。

瑞本医院拥有两个院中院，分别为肿瘤医院和儿童医院，都是非常有特色的。

瑞本医院是一流的创伤医学中心，还是这个区域仅有的I级创伤中心。瑞本医院配备了水、电、中央供氧等基础设施完善的地下停车场，一旦需要，可在2小时内转化为2 000张床位的地下战地应急医院。医院患者治愈率居以色列医院之首，外伤生存率比例为以色列最高。

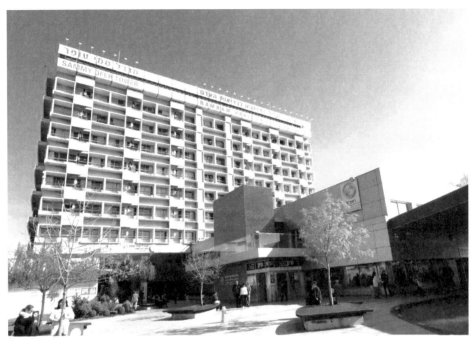

❖ 瑞本医院的主住院大楼

　　瑞本医院是以色列政府的公立医院，但却有着众多的来自民间的捐赠，为这家医院的发展提供了良好的资金支持和人性化的关怀。在医院主楼里专门有一面捐赠墙，上面记录着每一位捐赠者的名字，每一个捐赠者名字的背后都闪耀着满满的善意和爱心，为瑞本医院的发展注入更多的人性化关怀。

　　长长的捐赠墙承载着瑞本医院80余年发展的风雨历程，也闪耀着以色列民族为世界医疗的发展、为国民的健康贡献智慧和力量的光芒。

第四节

颇具特色的以色列露丝·拉帕波特儿童医院
（Ruth Rappaport Children's Hospital）

　　露丝·拉帕波特医院（简称瑞本儿童医院）是瑞本医院的院中院，坐落在瑞本医院主楼的旁边。在一家国家级综合性的医院内专门建了一座儿童医院，这充分体现了以色列政府在儿童人文关爱上的积极作为。瑞本儿童医院成立于2014年，外观造型独特，色彩鲜艳，室内环境温馨、欢快、明亮，符合儿童的心理和情感需要。院内人性化的关怀随处可见，是世界上最先进的儿童医院之一，也是最温馨的医院之一。瑞本儿童医院包括7个科室、20多个诊疗单元。其中，儿童耳鼻咽喉头颈外科属于瑞本儿童医院的特色专科，每天都配备一名专门的儿童耳鼻咽喉医师为患儿开展诊疗，

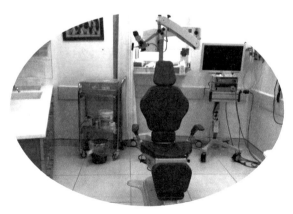

❖ 瑞本儿童医院儿童耳鼻咽喉头颈外科集检查诊断治疗于一体的现代化诊室

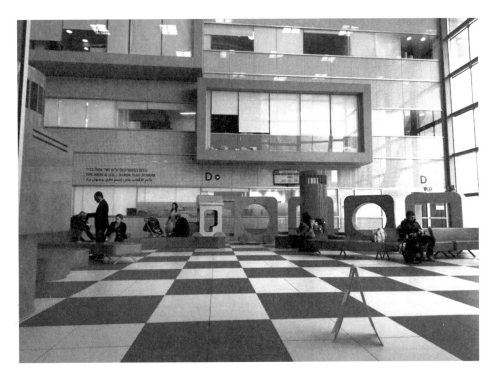

❖ 瑞本儿童医院候诊大厅

减少了患儿来回检查奔波的就医环节。在儿童耳鼻咽喉头颈外科门诊诊室里都配备有先进的手术显微镜、超细的电子鼻咽喉镜、耳内镜、鼻内镜、电子耳镜、头灯、可升降的诊疗椅、内镜清洁台等先进的医疗设备，集常规的耳鼻咽喉头颈外科的检查和治疗于一体的诊室为儿童耳鼻咽喉患者提供良好优质的服务。

露丝·拉帕波特儿童医院与美国波士顿儿童医院为紧密合作型医院，由世界知名的儿科专家和耳鼻咽喉头颈外科医生提供诊疗服务。

该医院不仅在超现代医疗设备方面处于领先，而且在专业设计方面也与众不同。每层楼都有一个独特的主题，家具和用具的色彩鲜艳，营造了一种有趣的、温馨的医院环境，让儿童在安静、轻松、愉快的良好氛围中等待就医。这样的环境让儿童对医院消除了恐惧、陌生、紧张、躁动不安的情绪，拉近了医院、医生、患者、家长之间的距离，充分体现了以色列医疗对儿童的关爱和人性化的医疗服务。

值得一提的是，在瑞本儿童医院耳鼻咽喉头颈外科的诊室里不仅悬挂着耳鼻咽喉的医学解剖示意图，方便医生为患者讲解病情，医护人员还把自己的毕业证或执业证悬挂在诊室最醒目之处。这不仅是一份执业荣誉和骄傲，更是对患者负责的无言承诺，是一份执业责任感和自豪感

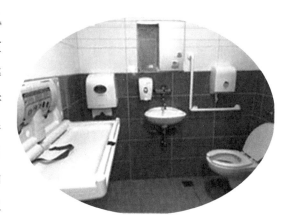

❖ 瑞本儿童医院卫生间

的呈现，让患者充分了解医生，充分信任医生。

让我感触最深的是瑞本儿童医院的卫生间，所有的卫生间都配有一张悬挂着的独特的婴儿床，方便家长为孩子更换衣服、尿布等，冷热水随时供应，儿童和成人坐便器皆有。无处不在的人性化关怀让人倍感温暖。

第五节
对老人和残疾人的关爱无微不至

一个国家和社会的文明程度更多地体现在对弱势群体的关爱上。以色列是一个小国家，却跻身于世界发达国家行列，同时也是人性化程度非常高的国家，全民受教育程度高。先进的医疗技术和优越的医疗保障制度带给以色列人民更多的健康福祉，使以色列成为世界上人均寿命最长的国家之一，这也让医院承受更多的老年患者的医疗手术风险。但以色列瑞本医院不惧风险，在保障老年人的健康方面做了很多努力，我们在以色列短暂的访学研修之旅中看到了很多高龄患者接受手术的案例。

在耳鼻咽喉头颈外科领域的手术中，有20%~30%患者的年龄高达75岁，他们仍然在接受各类大型复杂手术的治疗。在瑞本医院，我有幸看到一个101岁高龄的老人在日间手术室完成了因鼻部基底细胞癌行全鼻切除皮瓣转移修复鼻整形外科手术，术后还有一对一的护士陪伴在其左右。

良好的国家医疗体制，和谐、互信的医患关系，尊医、信医的良好社会风气让医者可以以疾病为中心，大胆医疗，不断挑战医疗的风险与极限。这样的体制能让医患共同挑战疾病、战胜疾病，同时让医疗技术水平得到不断提升，患者获益，社会进步，医患和谐。

我还发现以色列对残疾人、老人的关爱也让人感动。如果公交车驾驶员发现站台上有坐在残疾电动车上的乘客在等候，到站后驾驶员会主动下车，从车门处放下一块铁板，把乘坐电动残疾车的乘客直接推上公交车，并为其刷公交卡，到站后再将乘客推下公交车（本书第六章将详细介绍）。

以色列的公共交通系统非常发达，公交车与站台基本无缝连接在同一平面，方便乘客上下车。可以说，以色列人性化的设计体现在无处不在的关爱中。

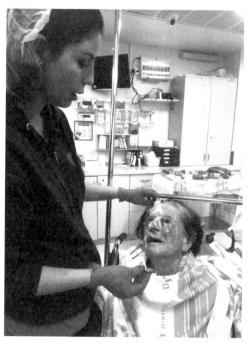

❖ 101岁老人接受日间手术鼻部癌症全切皮瓣转移修复后

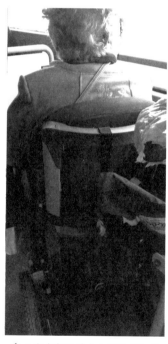

❖公交车驾驶员走出驾驶室把站台上等车的残疾老人推上公交车，并为她刷卡买票

第六节

尽量减少对患者的搬动，更安全、舒适是以色列医疗服务的核心

让患者有安全感是医疗必须做到的，同时在诊疗中应尽量让患者感到舒适，但有时做起来很困难。患者在医院要接受许多检查或进行手术，在这个过程中不可避免地会遇到搬动。在瑞本医院我看到了他们在这方面的举措：他们

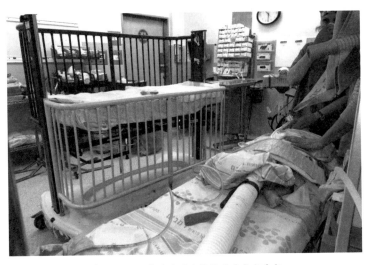

❖ 患儿从儿童病床被直接推进手术室手术

常常将患儿住院的床直接推进检查室和手术室，尽量减少对患者搬动。让患者感到安全、舒适是瑞本医院医疗的一个重要部分。

这样尽量减少对病人的搬动，体现人性化关怀让患者感到安全、舒适，让老人和孩子更平稳。

一次我看到一位体重近200千克的患者，甲状腺癌手术后，为了让他尽量少受到搬动，采取一系列措施，完成了从病房到手术台，从手术台到监护室，再从监护室到病房的最少搬动。这只是医疗活动的一个小插曲，但无不体现着的人文关怀与医学的完美结合。

在医疗活动中，最难的永远不是技术，而是医疗技术之外的人文关怀。

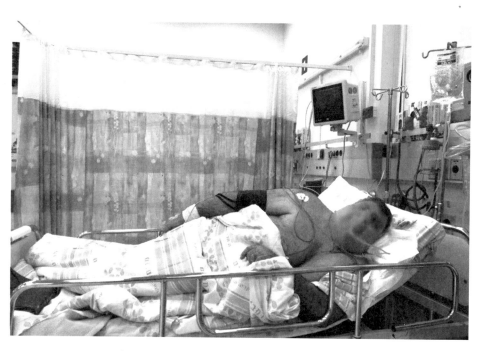

❖ 这位体重近200千克的患者躺在病床等待安排手术

第七节

每日一换的工作服是瑞本医院带给我的全新感受

医护人员的工作服对在特定的医疗环境中工作的医生护士起到很好的保护作用，能够把病原菌阻隔在医疗工作环境外。我在瑞本医院看到了不一样的工作服管理。

瑞本医院给每个工作人员都制作了一个工作牌，这张工作牌用以考勤打卡、进手术室和餐厅等使用，也可以畅通无阻地在瑞本医院各个部门开展工作。

在瑞本医院0楼大厅里，多个位置都摆放着大型的柜子，其中一个是白大褂衣柜，另外一个是手术服衣柜，正前面都安置有刷卡器，供医生、护士、麻醉师、后勤人员自行选择。如果你需要穿白大褂工作服，就将工作牌放入刷卡器刷卡，上面会自动显示长袖还是短袖让你选择，选择后又会弹出工作服的型号供你选择，当选择完毕后系统会自动弹出你需要的工作服。工作服是经过消毒、熨烫、折叠好的，用两根橡皮筋套好。拆下的橡皮筋可放入柜子下面的回收筐。

如果你需要进手术室，就去另外一个衣柜选择手术服。每天工作结束后，需要将当天穿过的工作服或手术服按不同衣柜归类，刷卡后放入衣柜进行消毒、熨烫处理。如果你当天没有及时归还所取走的工作服，第二天就无法再从衣柜里取出需要的工作服。

医院的工作服既是保护医务人员的健康，也可有效防止医院感染。每天一换，穿上的都是洁净、平整的工作服。

瑞本医院这样每天一换的工作服管理流程不仅给我这个中国医生全新的感受，更向我们传递了一个不一样的工作服管理理念！

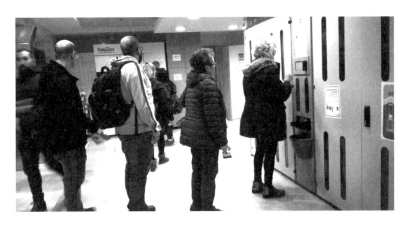

❖ 瑞本医院排队取工作服的员工

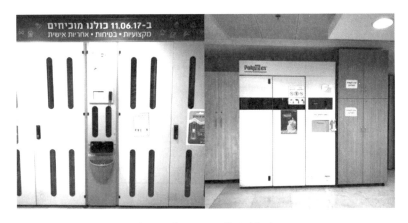

❖ 取工作服和还工作服的柜子

第八节

严格的分级诊疗及全民免费医疗是以色列医疗体系的核心

以色列是一个全民免费医疗的国家，也是严格实行分级诊疗的国家。健全的医保体系构建了良好的就医秩序和诊疗环境，也构建了良好的医患关系。严格的分级诊疗、规范有序的转诊制度实现了患者的良好分流就医、分层就医，充分体现了小病进社区、大病才转诊的医疗就医模式，也形成了患者服从医疗、信任医疗，医疗服务于患者的和谐医患关系。

以色列对患者就医流向进行严格的管控。患者有病首先找社区家庭医生，如果社区家庭医生认为有必要到上级医院就诊，会为患者出具推荐信，没有家庭医生的转诊推荐信，患者是不能到上级大型医院就诊的。以色列高度的信息化管理为患者的医学病历资料管理提供了便捷、高效的通道，患者的影像医学及检验医学检查结果医院之间都可以互认，让患者避免了重复检查，为有序转诊、合理转诊提供了良好的基础。

瑞本医院的大门前，每天有手持武器的士兵把守，每一个进入医院的人都要接受严格的安全检查和详细的盘问；工作人员必须出示工作牌，就医患者必须提供社区医师的转诊证明和瑞本医院医师预约的就诊证明才能进入医院大门。这样严格的安保制度，减少了医院内流动的患者，从而减少了医院感染发生的风险，维护了良好的就医环境，确保了医疗秩序和就医质量。这种严格的转诊制度和有序的患者流向避免了社区门诊门可罗雀、大医院人满为患的弊端，实现了大病、重病转诊到上级医院，小病在社区医院的就医模式。

因为有了规范的、合理的转诊制度，才有患者等待、配合医疗的淡定，形成了尊重医生的意识。因为有值得信任的社区医院，家庭医师对患者的初步处理、筛查，规范合理转诊，才让以色列医疗三级转诊中心能从容应对风险大、难度高的复杂疑难疾病，挑战更多高精尖的手术。在瑞本医院访学期间，我有幸看到了该院已开展多年的达·芬奇机器人为患者手术。

因为规范、有序，成就了医疗安全，也成就了以色列医疗的核心。每一台手术前，主刀医师、助手、麻醉医师、麻醉护士、器械护士、巡回护士都会全部站立在患者候诊等待手术的床前，集体对将要进行手术的患者进行核查后才推进手术室，每个手术患者的手术部位标识都非常清晰、明了、醒目。

在手术台上配备了1~2名器械护士配合医师进行手术，一个巡回护士协助，一个麻醉医师和一个麻醉护士密切配合。其间需要使用手术导航完成的手术都配有专门管理导航系统的工程师配合医师，"医、护、麻"人力资源的科学配置，精良、先进的医疗设备成为以色列医疗高质量发展的核心。

第九节

严格的医学生选拔培养制度成就了以色列的医疗质量与安全

在以色列，高中毕业后孩子们必须参军，退伍后才参加考试，根据考试的成绩决定上什么大学。以色列培养医学生的制度沿袭了美国的医生培养模式，都是全英文精英教育，但也有自己的不同。以色列医学教育采取的是"4+4"或"6+1"模式，无论是哪种模式，都需要先后进行高考、心理考试、医学院入学考试，均通过了才能进入医学院学习。"4+4"模式是医学院在录取新生时要求申请人必须已经具备4年普通大学教育，取得学士学位，多招收的是理工科（生物、化学等）专业。但是无论什么专业，数学、化学、有机化学、物理和生物等课程是必修的。取得学士学位后，如果要申请医学院则需要参加医学院入学考试和心理考试，通过了就能进入医学院进行4年的医学教育。"6+1"模式是高中毕业后，需要先后参加高考、心理考试、医学院入学考试，均通过了才能进入医学院学习，学制7年（6年理论学习+1年医院实习）。一般来说，申请医学院的人都是非常优秀的，但是能够被录取的只是少数，可谓百里挑一。从医学院毕业后，学生可根据自身情况选择做科研还是临床，科研型的医师另外需要花1~4年的时间取得理学硕士和博士学位。临床型医师需要进行4~6年住院医师规范化培训，住院医师的轮转根据不同的专业时间也不同，内科或儿科需要4年的时间，普通外科需要5年时间，心胸科、神经外科则需要6年时间。规培结束后需要进行统一考试，考试通过了还需要进行由各专业专家组成的评委会面试，只有面试也通过了才能进入下一阶段的专科医生培养。专科医生的培养需要2~3年，比如肿瘤科的医师，就需要在完成3年的内科亚专科培养后才能取得专科资质。住院医师规范化培训及专科培训时间将近10年，接下来还有像我们一样的职称晋升之路，直到成为高级医师。整个过程非常严格且漫长，正因为如此严格的培养体系，以色列的执业医师证在美国是可以直接被承认的。由此我们看到，这一培养体系所花费的时间及经济成本是相当高昂的。

正因如此，我们在瑞本医院看到有很多年龄都较大的医生还只是主治医师。在我研修的耳鼻咽喉头颈外科的喉科组，就有一位年龄非常大的医生，每次做手术时都有一个医生在旁边指导手术，原来她的职称还是比较低的医生级别。

以色列这样严格、规范的医学生选拔培养体系成就了医师的严谨，确保了医疗质量与患者安全。从医学生成为专科医师需要至少经历15年的努力。

在瑞本儿童医院小儿耳鼻咽喉头颈外科诊断室，醒目之处悬挂着一张小儿耳鼻咽喉专科医师培养合格证书（见右图）。这是一张小儿耳鼻咽喉头颈外科两年专科医师培养的合格专科医师证书。出于尊重，我隐去了教授的名字。同时，这也是经过艰辛、漫长的求学之路获得的小儿耳咽喉头颈外科专科医师培养合格证书。

作为医生对患者最好的承诺，这份荣耀高高地悬挂在小儿耳鼻咽喉头颈外科医生诊断室墙上，时刻提醒着他们作为医者的责任。

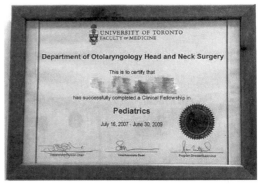

❖ 儿童耳鼻咽喉头颈外科专科医师合格证书

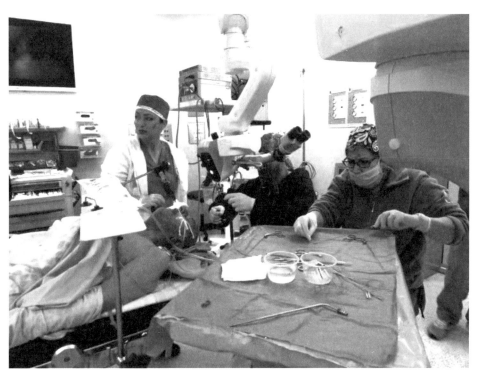

❖ 一位高年资的主治医生在做喉显微外科手术，一位已六旬的老年护士在手术台上全神贯注地配合

第十节
瑞本医院手术室里的男护士——我访学第一天遇到的小暖男

初次在瑞本医院手术室观摩手术，我有点不适应，在这里进手术室是不需要换鞋的。我换好手术服，戴好手术帽和口罩后就去寻找耳鼻咽喉头颈外科的手术室。我走到服务台准备咨询，看到一个年轻的男护士坐在那里。我问道："耳鼻咽喉头颈外科手术室在哪里？"他抬头看了我一眼，没有立即回答并离开了他的座位。我想，这个人怎么这样冷漠。正想转身离开时，见他从服务台的另外一道门出来，轻轻地拍了一下我，让我跟他一起走。我默默地跟随着他穿过手术室的一个又一个区域，来到了第五手术室。他告诉我耳鼻咽喉头颈外科的手术就在这里做，然后便转身离开了。

又有一次，当天耳鼻咽喉头颈外科有6台手术。观摩了4台后，我去吃午饭，回到手术室却没有看到下一台手术。我去其他手术室找，仍没有看到有耳鼻咽喉头颈外科医师在做手术。我又跑到服务台询问，还是那个年轻的男护士坐在那里认真地工作。我问他耳鼻咽喉头颈外科的手术怎么没有了？他的回复我没有听懂，他见我一脸茫然，便又走出来，拉着我往手术室的大门外走去。

我跟着他走出手术室，下了两层楼，来到负一楼。原来这里还有一层手术

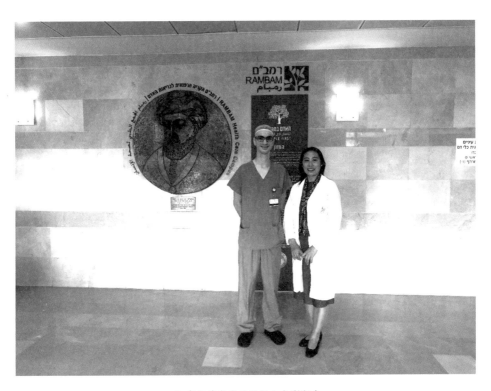

❖ 我与手术室的男护士合影留念

室。下午3点以后所有的手术都会转移到这地下手术室来做。他把我送到了耳鼻咽喉头颈外科做手术的那间手术室，便转身离开了。

原来，瑞本医院手术室分为两个区域，第一个手术区域是在一楼，另一个手术区域是在负一楼（地下手术室）。据介绍，瑞本医院主楼的地下室可以在2小时内建立起有2 000张床位的应急医院，以备战时所需。

据了解，这名年轻的男护士是阿拉伯人，不会讲英语，他说的是希伯来语，难怪我听不懂，而我说的英语他也听不懂。但他却用行动弥补了我们沟通的障碍，让我感受到以色列人民的热情友好，感受到手术室一名普通护士无声而有行的真情善意……

离开以色列的前一天，我想去手术室和他道别，合影留念。当我去手术室找他时，他却不在，我失望地从手术室出来，刚走出医院主楼的大厅，突然发现他迎面向我走来，我立即迎上去，把一份从国内带去的礼物送给他，他接过礼物，连声说道："Thanks，Thanks……（谢谢，谢谢……）"我们在医院大厅前合了影，留作纪念。

　　我不知道他能否记得我，但我却永远不会忘记2020年有一位中国医生来到以色列瑞本医院得到过他温暖而无声的帮助。

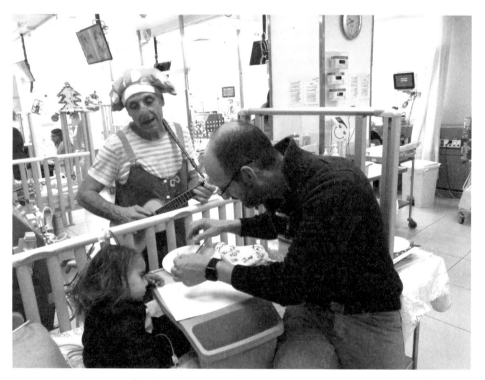

❖ 儿童医院里同小暖男一样温暖孩子们的卡通人

第十一节

瑞本医院手术室的人性化生活餐厅

在瑞本医院的手术室配置有两间生活餐厅，一间放置了3台电冰箱，里面装有蔬菜、水果、咖啡、牛奶，一间配备了面包、饼干等甜品。工作人员可以自由地在那里喝牛奶、饮茶、喝咖啡、吃水果。餐厅的墙上配置了两台电视，外面是一个面向大海的露天阳台，方便吸烟人士抽烟。

在以色列，患者住院和日间手术免费供应一日三餐。

在医院上班的所有员工都在医院免费用餐。我们每天也和他们一同在手术室的生活餐厅用早餐和午餐，晚餐我们回宿舍给自己做。生活非常方便。每天在员工餐厅共进午餐是我们一天中最快乐的时光，我们吃着西餐，交流着一天的所见、所闻、所感。

每周四是以色列一周工作日的最后一天，这天的午餐相对简单，没有肉食，只有简单的面包、土豆。在以色列访学期间，除了对祖国亲人的思念，更多的时候我很想念家乡的美食。但生活和饮食习惯的不适应并没有影响我们刻苦学习的热情。

我拍下了一盘周四的午餐图片，承载着对瑞本医院满满的回忆……

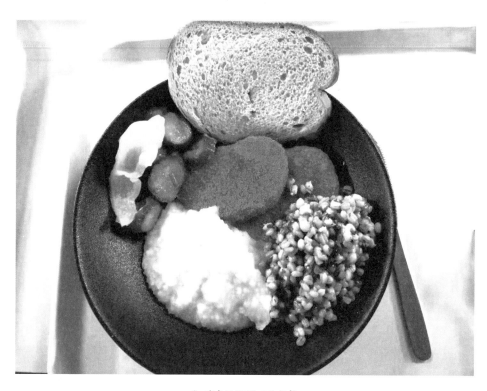

❖ 瑞本医院周四的午餐

第 03 章

第三章

以色列的医疗与人文

第一节

以色列门诊访学见闻篇——门诊诊断室里完善的设备，无限沟通交流

2019年12月21日，是我们到瑞本医院的第一天，短暂的欢迎仪式结束后，我们被各个专业的老师带到各自研修的专科。我和南京来的张博士跟随着来接我们的老师来到耳鼻咽喉头颈外科。

瑞本医院的耳鼻咽喉头颈外科门诊坐落在一栋花园洋楼的0层，我们国内管这一层叫1层，但瑞本医院称这一层为0层。穿过医院的长廊和花园，我们跟随老师来到了耳鼻咽喉头颈外科门诊楼前，一阵浓郁的咖啡香气扑鼻而来。走进大楼，在门诊大厅处摆放着有各式各样的面包、饼干、咖啡、牛奶、水果等，方便患者和医生享用。来到门诊候诊廊，只见几个患者在走廊处静坐等候就医，他们显得从容淡定。我们来到诊室前，老师轻轻地敲了三下门，听到里面说"请进"后，老师才领着我们来到一个教授的诊断桌前。教授正在与患者交谈，老师欠身对患者说了声不好意思，患者微笑着点头，老师将我们介绍给教授后便离开了诊室。

教授继续认真地投入与患者的沟通交流中，这是一个中耳炎患者，我们站在一旁观摩医生的诊治过程：教授为患者解读听力检测报告，随后让患者躺在

一张检查椅上做电耳镜检查。我以为电耳镜检查完就结束了，但医生又伸手拉过旁边的显微镜，这时我才看到旁边放着一架高端显微镜系统，与大型显示屏相连接。医生一边仔细为患者做耳部显微镜检查，一边不停地与其交流。两侧耳朵看了十多分钟后才让患者再次坐到诊断桌前，又让患者拿出CT（计算机体层成像）检查光盘，放在电脑上一层一层地阅读，不时指着CT上的病变处与患者交谈，患者频频点头回应。原来这个患者是带着社区医院的CT检查光盘来瑞本医院就医的。完善的检查流程、充分的沟通，我想这样详尽的检查后诊疗过程应该可以结束了吧，但令我没想到的是，教授随后又拿起音叉为患者仔细地做音叉检查。音叉检查是耳鼻咽喉头颈外科最基本的也是古老的检查方法，应该说它是耳部听力最基本、最必需的检查。在我刚成为医生时，那时没有电耳镜，也没有耳内镜，更没有耳显微镜，CT就更没听说了，音叉检查就成了耳科患者听力最主要的检查手段。随着医学的不断发展，医疗设备的进步，电测听、声阻抗、CT、MRI（磁共振成像）等高端设备投放临床，最原始的音叉检查已淡出临床检查，没想到在医疗技术先进的以色列，在医疗设备高度完善、先进的门诊，瑞本医院的耳鼻咽喉头颈外科医生居然还没有摒弃音叉这一古老而基本的检查方法。这令我震撼，更令我感动。

此时，我突然想起我国著名的肝胆外科专家吴孟超教授的一句话，"任何高端的检查设备都无法取代一个医生对患者最基本的检查"。同时也让我想起了吴孟超教授行医生涯中的一个故事：一个患者提着厚厚的一大包检查结果，包括CT、MRI等检查报告去找吴孟超教授看，他看完所有检查和片子后，让患者躺上床做腹部检查，当他的手轻轻地在患者腹部按压滑动时，患者突然哭了。吴孟超教授关切地问道："是不是我压重了，把你压痛了？"没想到，患者说："不痛，吴医生，不痛。"吴孟超教授不解地问道："不痛，那你怎么哭了？"患者说："吴医生，我跑了好多家医院，医生都只是看看片子，读读报告，没有一个医生像您这样，亲自为我检查身体，我哭，不是因为痛，而是因为感动……"

今天，在异国他乡，在一个医疗设备和技术如此发达的国家，医生用先进的设备对患者检查完之后依然没有放弃最基本的检查方法，令我感慨、感动……

待所有检查宗毕，教授才开始记录病历。记录用的是希伯来文，我看不懂，但我分明感觉到教授记录得非常详尽、完整。接下来教授打印出病历用小别针别上，签上名后双手递交给患者。患者起身连声道谢，然后与医生握手、拥抱后离开。

我初步估算了一下，医生为这个门诊患者诊疗的时间大约为40分钟，在整个诊疗过程中没有其他患者中途进来打扰，医生全身心地为患者做诊疗并进行沟通。

目送患者离开诊室后，我这才慢慢地环顾这间耳鼻咽喉诊断室。这里真是让我大开眼界，可以说应有尽有，电耳镜、电子鼻咽镜、耳内镜、手术显微

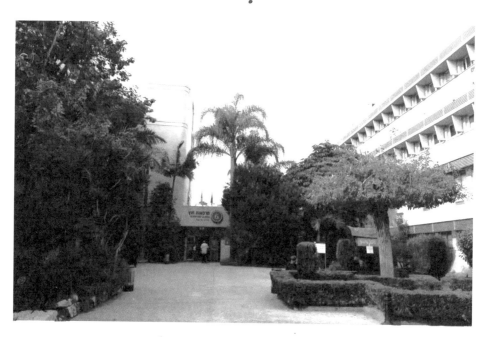

❖ 瑞本医院耳鼻咽喉头颈外科门诊楼

镜、显示屏等，还有可调节高低，平躺或半卧的检查椅，以及漂亮的洗手台等。我好奇地走进另外几间诊断室，全是一样的配置、一样的设备。医生们同样与患者耐心地沟通、交流着。我默默地数了一下上午前来就诊的患者，最少的有3个，最多的有5个，到下午两点才结束门诊。

教授看完所有的患者，才转身问我们来自哪里，当听说我们来自中国，他非常高兴地告诉我们他去过中国，去过上海，并连声说道："China，China，very good！（中国真棒！）"

中国的发展让世界称赞！

中国的进步令世界瞩目！

中国的医疗技术与设备正跻身于发达国家行列，我们也正在努力，让医生与患者的交流、沟通，特别是门诊与患者的交流、沟通能像今天我在以色列看到的一样。

今天，我看到的瑞本医院门诊的情况正是我们医疗事业努力的方向。我相信，瑞本医院的诊疗服务水平一定能在不远的将来在我们的祖国、我们的医院变为现实！

我们走出国门，看到了世界上不一样的医疗与人文，也看到了祖国医疗未来发展的方向！

第二节
微笑，是世界上最好的名片

2019年12月26日这一天，恰逢周四，大多数以色列人还沉浸在圣诞节的快乐中，但对瑞本医院的医生们来讲，又是一个忙碌的周末。在以色列，周五、周六是休息日，因此周四就成为忙碌的一天。对于来自中国的我们来说又是风雨无阻的一天⋯⋯

近几天涨潮、台风、下雨、降温，这些都不曾阻止我们去医院学习的步伐。瑞本医院的员工是勤奋努力的，他们每天都提前来到医院大楼前排队打卡、提取工作服，进入医院提前做好各项准备工作。

这天，我来以色列刚好一周。当天耳鼻咽喉头颈外科有4台喉部手术，其中有2台喉癌手术，都将在手术室第六手术室完成。手术室在主大楼的第一层，这个手术室很大，摆放着各种先进的高端医疗设备，有全套德国进口的手术摄像显示系统、手术显微镜系统，无线红外线激光与手术显微镜系统完美结合，手术室的每一个方位都装有大型高清显示屏无论你站在手术室的哪个位置都能方便清晰地看到手术的全过程。

当天的手术除主刀医生外还有一位高年资的主治医生、一位年长的器械护士、一位麻醉师和一位巡回护士。他们认真、严谨、敬业，对工作充满热爱，配合默契。

　　这一天，为喉癌患者担任麻醉的是一位年轻的麻醉师。由于这名喉癌患者肥胖，颈项粗短，属于困难气道，年轻的麻醉师多次插管未成功，他面带愧色地去请来一位年龄偏大的高年资麻醉师，经过多次努力终于为患者完成了气管插管。年轻的麻醉师看着我，有些羞涩，但我向他微笑着并向他竖起了大拇指，此刻，这个年轻的麻醉师脸上的羞涩逐渐被微笑替代了。我想微笑永远是世界交流沟通畅通无阻的名片。

　　这台手术的对象是一位T_2期喉癌患者，医生采用世界上先进的红外线激光显微手术法切除其喉部病变，做得非常成功，彻底地切除了病变部位，出血少，创伤小，术后立即拔管。患者清醒后连声对医生表示感谢。医生、护士、

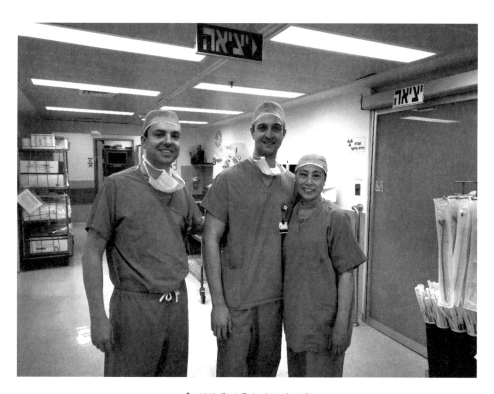

❖ 微笑是世界上通用的语言

麻醉师围着患者，祝贺他手术成功。他们努力、愉快地工作，享受工作的过程。

耳鼻咽喉头颈外科第六手术室有两名护士，一男一女，六十多岁。他们全神贯注，积极配合医生和台下巡回护士的工作。

瑞本医院每台手术都有图像采集保存系统，对手术的整个过程做全程记录。每个手术室的显微镜都与摄影系统和红外线激光系统相连，手术操作非常方便、精准。

由于瑞本医院的喉部手术多数采用红外线激光系统，对麻醉气管和插管要求极高，医生与麻醉相互配合，行侧孔麻醉插管。

当最后一位患者被推进手术室后，教授从手机里调出患者的图片给我看。我说："White spots on the vocal cords.（声带白斑。）"教授竖起大拇指连声说道："Very good，good.（非常好。）"手术仍然采用显微镜加显示摄像加红外线激光。看到他们连续不断地做了4台喉部显微镜手术，我想可能会休息一会儿吧，没想到他们没有停顿地继续下一台手术。

手术结束后我数了数当天摆在那里的喉部手术器械，不同规格型号的支撑直达喉镜有20把之多，还不算之前做了的3台手术，器械已经拿走，另外还有喉部手术的各种器械100余把，电钻、不同规格的硬性喉内镜多达数十把。在瑞本医院的耳鼻咽喉头颈外科手术室里，基本囊括了作为一名耳鼻咽喉头颈外科医生渴望的所有器械和先进医疗设备。

先进的医疗设备是冰冷的，当冰冷的医疗器械注入了人文关怀，就会变得温暖无比。

在这里，我不仅看到了先进的医疗设备，更感受到了这个国家的人文医疗。

第三节
瑞本医院的手术室不需要换鞋——一次极端的天气带给我难忘的感受

　　1月份是以色列的冬天，常常是风大雨大，天气说变就变，明明是蓝天白云，殊不知一会儿就狂风大作。早上出门上班时虽说是风大雨大，但我们还是有准备的，带着雨伞，穿着冬衣，围着围巾，戴着手套，站在寒风中等待公交车的到来。以色列的公共交通非常发达、便利，除了公交车，还有火车。公交车发车频率很高，乘客极少。2020年1月8日是周三，我们照常在公交站等候巴士的到来，可能是天气的原因，等了很久公交车才来。我们坐上车朝着医院的方向驶去，大约过了20分钟公交车到达瑞本医院站，刚一下车，突然密密麻麻如豆粒般大小的冰雹从天而降，一颗一颗落在伞上，打在地上，撞到脸上，很痛的感觉，一会儿地面就铺满一层白白的颗粒，走在地上很滑，走一步滑一步，风也很大，我们无法站立，更无法行走。公交车站离医院不到300米，我们走了近20分钟。手中的雨伞无力遮住倾盆大雨，更无力挡住从海边吹来的狂风。不一会儿我们的衣服、裤子和鞋都被大雨和冰雹打湿透了。我们好不容易才走到了医院，因为在瑞本医院的手术室是不需要换鞋的，只需要套上鞋套便可进入手术室，我按照要求换上手术服，套上鞋套，坚持在手术室观摩学习，看完手术又到图书馆看文献。从早上7点出门，到下午6点回到酒店，脚上被大雨冰雹浸泡的鞋和我共同度过了整整11个小时。平日里舒适的鞋今天穿着格外难受。

此时，我忽然想起不知是谁说过的一句话："鞋子穿在脚上，舒不舒服只有自己知道。"是的，今天的脚不舒服只有自己知道，今天的脚受了一天的苦也只有自己知道，但我的心是甜美的，精神是饱满的，心灵是充实的，收获是满满的……

此事意在温馨提醒：朋友，当你有幸去以色列瑞本医院学习时，请记住，那里的手术室不换鞋，在暴雨天别忘多带上一双鞋，以免遭遇我上面讲述的困境。

第四节
观摩瑞本医院耳鼻咽喉头颈外科团队完成复杂手术

瑞本医院有一个科叫耳鼻咽喉头颈外科，在这个团队中有一个组叫头颈组，专门做头颈肿瘤及颈淋巴清扫手术。

在这里我们有幸看到了这个团队为一名68岁的男性患者做的一台手术——左侧口腔颊黏膜癌切除加颈淋巴转移清扫、肩峰动脉皮瓣转移修复术。

手术过程让人震撼。我们走进手术室，发现很多人围着患者，我仔细地数了一下，参与本台手术的医生、护士、麻醉师共12人，其中手术台上2名器械护士，台下1名巡回护士，2名麻醉师，7名教授，其中有2名中国医生。麻醉师经患者的鼻腔插管做好了全身麻醉，教授在患者术区进行了反复的设计和标注，旁边2名器械护士已分别站在各自的器械台旁"严阵以待"，各种手术器械摆放整齐，双极

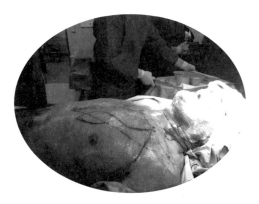

❖ 手术前为患者设计的皮瓣画线

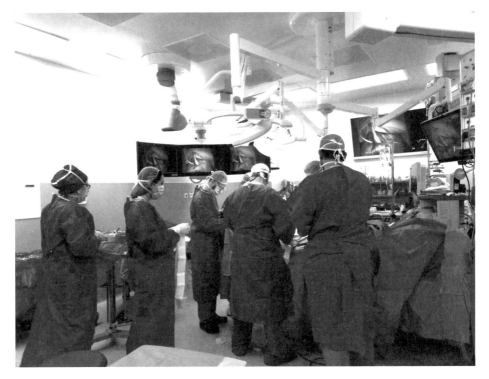

❖ 高清显示摄像头下站着一队严阵以待的医者

电凝、电刀、超声刀、神经探测仪等全部到位，手术室里配备的全套手术摄像系统共8个大型显示屏，全方位多视角、多维度同步显示手术操作的全部过程。

整个手术过程干净、利索、出血少、解剖清楚，完整保留了患者的胸锁乳突肌和颈内静脉、下颌骨。首先一个主刀医生把患者的颊黏膜广泛病变部位连同颌下腺、颌下淋巴结、颈部淋巴结脂肪、颈筋膜等在内的全部结构完整清除，完全解剖出胸锁乳突肌和颈内静脉后就下了手术台；另一个手术主刀医生又上台，根据切除病变范围及缺损的形状，采用了肩峰皮瓣修复缺损的创面，肩峰皮瓣做好后又反复用超声多普勒诊断仪探寻血管，最后确定了血管的走向后才进一步游离皮瓣以确定转移方向。一组医生在口腔内修补缺损，另一组医生修复肩峰皮瓣的创面，手术步骤操作清晰、有序，分离皮瓣干净利落，大小吻合，出血少。尽管术区创面干净，无出血，但教授仍为患者在颈部和肩部放置了两个持续负压引流管。整个手术从早上8点开始到下午1点半结束，历时5个半小时。

瑞本医院的医生们熟练的解剖技巧、完美的配合协作让如此大创面、大缺损的手术完成得天衣无缝，显示出他们在头颈外科领域的精湛技术！

特别让我感慨的是，器械护士对手术器械的熟悉程度及与医生的配合密切度，着实让我佩服！

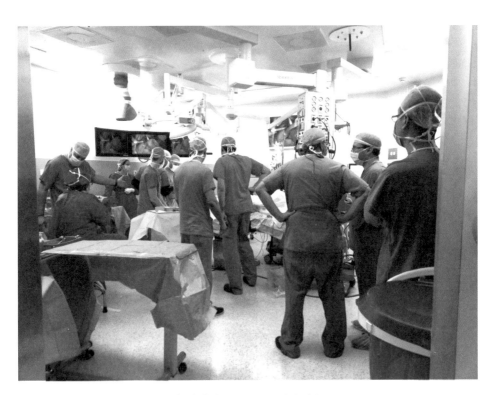

❖ 多学科协作团队共同完成手术

第五节
101 岁高龄老人在日间手术室完成鼻部肿瘤切除修复重建术

2020年1月2日，是中国元旦新年放假后上班的第一天，但对瑞本医院来说只是一个普通的周四，一个忙碌的周末。

在瑞本医院手术室的手术台上躺着一位老太太，她皮肤白皙，五官端正，思维敏捷，言语清晰。老人患了鼻部基底细胞癌，而且扩散范围广，需要做全鼻病灶切除加皮瓣转移修复。

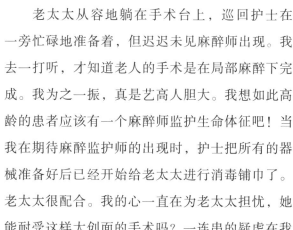

❖ 老人鼻部肿瘤切除后面部的创面图

老太太从容地躺在手术台上，巡回护士在一旁忙碌地准备着，但迟迟未见麻醉师出现。我去一打听，才知道老人的手术是在局部麻醉下完成。我为之一振，真是艺高人胆大。我想如此高龄的患者应该有一个麻醉师监护生命体征吧！当我在期待麻醉监护师的出现时，护士把所有的器械准备好后已经开始给老太太进行消毒铺巾了。老太太很配合。我的心一直在为老太太担忧，她能耐受这样大创面的手术吗？一连串的疑虑在我脑海里回荡。

和我一同访学的美容整形外科医师许博士仿佛看出了我的疑虑，轻声地问我："团长大姐，您在为老太太担忧吗？"我说："是的，我很担忧，这么大的创面，这么高龄的老人，能耐受吗？"许博士又问："团长大姐，您知道老太太今年多少岁？"我又看了看老太太，回答道："70多岁吧。"许博士说道："不对，年龄更大。"我又说："80多岁吧。""还是不对。"我又说："90岁吧。""还是不对。"许博士转身去拿病历让我看，当"101岁"出现在我眼前时，我又一次惊愕了……

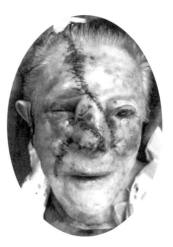

❖ 创面修复后的老人

此时，只见医生洗手完毕进了手术室，穿上整齐的手术服，戴上手套，在老太太鼻部和额部进行局部多点注射麻药后，再用镊子夹住术区的皮肤向老太太问道："Does it hurt?（痛吗？）"老太太回答："No pain.（不痛。）"医生开始放心地手术，沿病灶切开，电凝止血，分离病变，皮瓣转移，修复创面，一针又一针，一线又一线，创面在一点一点地变小，裸露出的鼻骨被转移的皮瓣在医生的手中慢慢地遮盖。遗憾的是，取材于额部的皮瓣不能完全修复鼻部巨大的创面，几经调整仍不理想，最后医生决定再将鼻唇沟处的皮瓣做转移，补充修复。这个决定我不清楚之前与家属或患者沟通没有，我的确也没看到医生出去找患者家属签字。手术一直按照就近取材修复的原则进行着。其间偶尔听到老太太在说着什么，医生、护士不停地安慰着老太太。很快手术完成了，皮瓣与创面对合良好，修复完美，虽然有伤，但比没有手术切除前美观多了。我以一个资深的耳鼻咽喉头颈外科医生和美容整形主诊医生的双重职业身份来评价今天的这台手术，可以说是非常成功的。

以色列是一个长寿的国家，人均寿命84岁左右。我来了这么久，天天泡在手术室看手术，为这么高龄老人做手术我还是第一次看到。今天眼前这位老

人，101岁高寿，虽然不幸身患癌症，但是她又有
幸身处在一个医疗无忧的国度，有幸遇到这么好
的医疗体制，有那么好的医生。

我看到了只要患者不放弃，医生就不抛弃，
只要患者信任，医生就会全力以赴，医生眼里只
有患者，只有疾病；患者眼里只有尊重、信任、
配合！

以色列良好的医疗体制、和谐的医患关系、
尊医的良好社会风气，让医者可以以疾病为中
心，大胆医疗，超越患者年龄的顾虑和治疗极
限，不断挑战医疗风险，这样的体制让医疗进

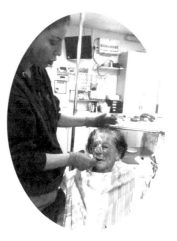

❖ 101岁老人和日间手术室手术后坐在轮椅上为老人护理观察的护士

步，让患者获益。在这里我看到了患者尊重医疗、服从医疗、配合医疗，医患
共同战胜疾病。

术后坐上轮椅返回观察室的老太太面部还有少量的血性分泌物，站在轮椅
旁边的护士不停地帮助老太太擦拭，并温柔地安慰她。此时，我想起一位国外
医生的墓志铭上的一句话：常常去关心，经常去安慰，偶尔去治疗。

当天这台全鼻切除、皮瓣转移修复的手术对我这个中国医生来说并不陌
生，也不高深。但对一个101岁高龄的老人来说手术以外的潜在风险是巨大的。

在医疗工作中，技术永远不是最难的，最难的是技术以外的很多东西。

我有幸在以色列瑞本医院看到了他们的答案！

第六节

访学以色列，邂逅 81 岁高龄的麻醉师

　　这一天像往常一样，我匆忙赶往手术室，去观摩瑞本医院耳鼻咽喉头颈外科专家精彩的手术。时间已经快下午3点了，瑞本医院是下午3点下班。因还有一台儿童扁桃体及腺样体切除的手术还没有开始，我便自愿留下来学习。

　　作为一名儿童耳鼻咽喉头颈外科医生，儿童扁桃体、腺样体切除是我们的常规手术。我想珍惜宝贵的学习机会，于是决定坚持观摩完最后一台手术。

　　患儿被推进手术室，只见一个老人走进手术室，开始在麻醉师的工作区域忙碌着。我默默地看着他，麻醉手术帽遮住了他的头发，但隐约可以见到他前额顶部几乎没有头发，帽檐两侧露出的头发已经全部白了，牙齿也依稀脱落，但他的面部表情友善，目光柔和，面色红润，动作敏锐，精神矍铄，全神贯注地做着准备工作。他开始为患儿诱导、插管，一切完成之后医生才开始手术。我虽然来瑞本医院快两周了，在手术室见到过很多60多岁的护士，但今天这个麻醉师看上去年纪真的有点大，我猜想应该有70岁左右吧！这个年龄居然还在一线担任儿童全麻的麻醉师，还是亲自做麻醉前的一切准备，令人惊讶。小儿全麻麻醉风险高，而且就他一个麻醉师。好奇心驱使我忍不住向旁边的一个巡

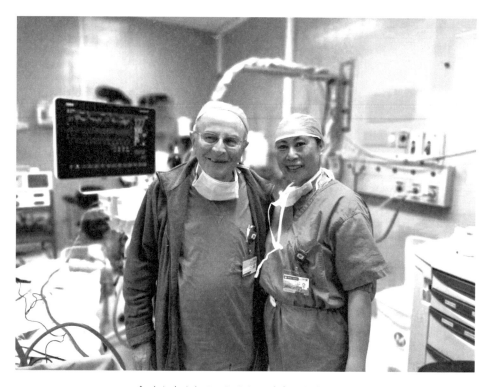

❖ 我与在瑞本医院邂逅的 81 岁高龄麻醉师合影

回护士问道："How old is the professor of anesthesia？（请问这位麻醉师多大年龄？）"那位护士回答说："81 years old！（81岁！）"我不敢相信自己的耳朵，又重复地问了一遍刚才的问题，而且表情有点惊讶，那个护士也重复了一遍答案。

我终于听清楚了，是81岁。我又问道："Is he a lifelong honorary professor in your college？（他是贵院的终身名誉教授吧？）"护士回答："No，no！He is the best anaesthetist in our hospital.（他是麻醉科最好的一名普通麻醉医生。）"我又一次惊愕了。

患儿的麻醉很平稳，生命体征维持很好，手术很快就结束了，患儿也很快恢复了自主呼吸，医生顺利地拔出麻醉气管插管，患儿没有明显的烦躁、哭闹。麻醉师和护士一起将孩子推到监护室。

我站在原地望着这位我眼中高龄的麻醉医生远去的背影，虽然不再挺拔，但他步履稳健、操作娴熟，我突然想和我眼前这位麻醉医生合影留念的冲动涌上心头，不一会儿，那位高龄的麻醉医生回到了手术室，我立即迎上去对他说："Professor, can I take a picture with you?（教授，我可以与您合个影吗？）"他爽朗地回答说："Of course you can!（当然可以的！）"我们愉快地合影留念。

在以色列，我看到了一位瑞本医院81岁高龄的麻醉医生，在本该颐养天年之时，却还在为医学麻醉事业而工作。看着眼前这位麻醉前辈慈祥的微笑，我仿佛忘记了他是81岁高龄的老人，只有深深的敬意涌上心头。

忽然，我想起了著名心理学家弗洛伊德晚年接受记者采访时，记者问道："老师，您能不能总结一下这50年研究人类心理学的经验，能不能用一句话告诉我，最重要的是什么？"弗洛伊德只说了一句话："去爱，去工作！"从这位麻醉前辈的身上我仿佛看到了热爱工作的魅力与美好！

致敬我在以色列瑞本医院邂逅的81岁高龄的麻醉医生！

第七节

在瑞本医院，六旬高龄的护士仍工作在临床护理的一线

　　在瑞本医院，每个手术室都会看到许多年长的护理人员工作在手术台的器械护士岗位和手术巡回护士岗位。当初我有点不理解，为什么60多岁还工作在护理临床第一线？我们的医院几乎看不到60岁的护士还全神贯注地端坐在手术台上配合医生完成手术，手术结束后还认真地清点器械、纱布、纱球，然后将清点好的器械送去擦洗干净并消毒。

　　在这里，一个手术室有两名护士，轮流配合医生手术，一个做手术器械护士，一个做手术巡回护士，一台手术结束后两个人再交换岗位。

　　在国内，很多高年资或高龄的医生一直都工作在临床第一线，一直在做手术，但几乎没有高龄护士还一直在手术台第一线工作的现象。

　　医学无国界，护理仍相通，如

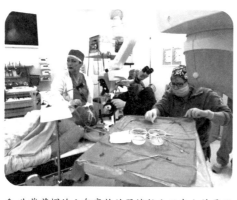

❖ 头戴花帽的六旬高龄的器械护士正在全神贯注地配合医生做喉显微外科手术

何跨越年龄带给医疗护理工作的困惑，以色列瑞本医院给了值得我们思考的答案。

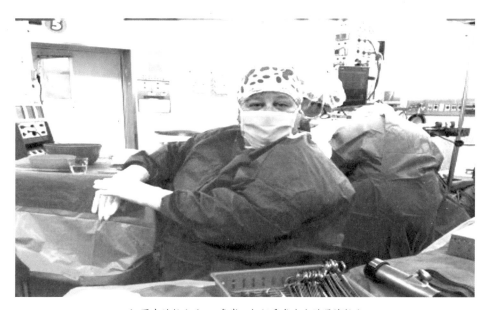

❖ 图中的护士已 60 多岁，担任手术台上的器械护士

第八节
这里的急诊科静悄悄

2019年12月28日，周六，对我们而言是休息日，对以色列而言是休息日，同时也是安息日。我想我带着使命来学习，一定要抓紧时间多学点东西，多感受，回国后更好地为患者服务。为此，我早早地赶到急诊科，我想去看看瑞本医院周六的急诊科是怎样的一番景况。

当时是以色列寒冷的冬天，凛冽的寒风从海上吹来，冰冷的雨落在脸上，街上行人寥寥无几，街道宁静而冷清。我坐上去医院的公交车，车上只有我一个人，仿佛是为我开的专车。风吹着树，雨打着窗，眼泪悄悄地滑过我的脸庞，流进我的心里。来到瑞本医院急诊室，宁静、洁净、温馨，没有拥挤、没有人潮涌动。挂号室内坐着一个人，手拿一本书正在阅读。我轻轻地敲了一下玻璃："Excuse me!（打扰一下！）"她抬起头来说道："Good morning!（早上好！）"

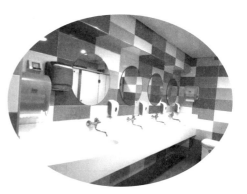

❖ 急诊室的卫生间温馨、洁净、漂亮，冷热水俱全

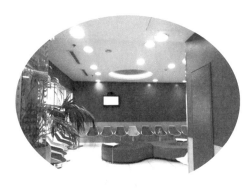

❖ 温馨的急诊候诊室空无一人

我告诉她我是来自中国的医生，来瑞本医院访学研修。她回复我今天是休息日。我说："我想来看看急诊室的情况。"她表示欢迎，随后打开门，把我迎进了急诊室。急诊室大厅宽敞明亮、温馨，医护人员坐在各自的位置，微笑着，目光柔和。我看着眼前的一切，心里问自己："这是急诊科吗？急诊科是这样的吗？"我问医生今天接诊了多少急诊患者。医生回答："No，no.（还没有。）"我看了看时间，已是上午10点钟了。正在我环顾急诊室时，一对夫妻牵着一个小孩进来了，医生站起来去牵小孩子的手，孩子对医生没有一点恐惧，也没有进医院就哭闹，父母脸上也没有焦虑的表情，交谈之后父母又牵着孩子离开了急诊室。

我问医生这里可以拍照吗？医生回答："Yes.（可以。）"

我拿出手机，拍下了当天所在的急诊科。

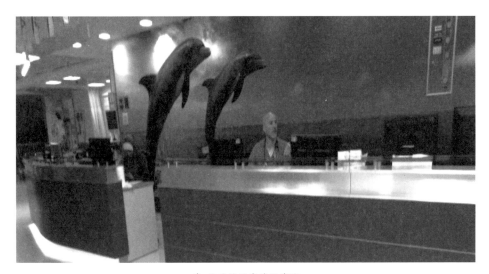

❖ 静悄悄的急诊观察室

第九节
以色列的医生很努力

我在国内曾听人说国外的医生地位很高，收入很高，工作很轻松，让人好生羡慕。现今我有幸来到以色列，来到以色列第二大海滨城市——海法市的瑞本医院，见到这里的医疗、这里的医生、这里的护士和这里的患者，让我深切地感受到这里的患者很幸福，这里的医生很努力！

来以色列快三周了。瑞本医院每天上午8点上班，下午3点下班。我们每天都按时到手术室观摩手术，手术基本都在下午3点结束。今天在一楼手术室的第六手术室安排了3台头颈甲状腺肿瘤患者手术。第一台手术是一位84岁高龄的患者，是口咽癌切除颈清扫加胸大肌皮瓣转移修复，手术较大，涉及范围较广，不仅需转移胸大肌，还需取大腿内侧皮片修复创面。手术从上午8点开始，到结束时已近下午2点，手术长达6小时。当第二台手术开始时已下午2点了。第二台手术是甲状腺恶性肿瘤颈部淋巴结转移。上纵隔淋巴结转移，需行甲状腺全切及颈部淋巴结清扫术，手术时间也不会短。我心想之后还有一台甲状腺全切，3点能下班吗？手术才做了一半，已3点过了。我问麻醉师，今天还有手术吗？他回答："No.（没有了。）"我问和我同行的另一位中国医生："上午不是有3台头颈手术吗？怎么只有2台呢？"他告诉我："以色列是一个讲原则、遵守时间的国家，3点下班，没有做完的手术肯定会顺延到明天做。"我又去问护士，护士仍回答："No, see you tomorrow.（没有了，明天见。）"我继续认真地观摩完这台甲状腺癌的手术后，才回到负一楼的手术室准备取

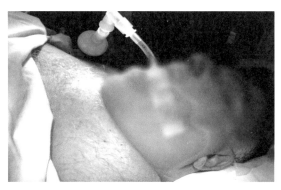

❖ 患者已麻醉完毕等待手术

包、换衣。突然，我看到刚才做头颈部手术的Ziv Gil教授（简称Gil教授）出现在负一楼。难道这里还有手术？我立刻上前问："Does ENT surgery still happen today?（今天还有耳鼻喉科手术吗？）"Gil教授答道："Yes.（是的。）"我立即又跟随教授来到负一楼手术室，他要为另一个患者进行手术。做手术的是一个甲状腺恶性肿瘤患者，就是上午第三台手术的那个患者。当时患者已经躺在手术台上，气管已插管完毕。这个患者很胖，几乎看不到脖子，头仿佛就是直接放在肩上。我不放心地问："Professor，what operation does this patient do?（教授，这个患者是做什么手术？）"Gil教授说："Thyroidectomy.（甲状腺切除。）"看着患者几乎没有脖子的状况，我很担心，同时又很期待，期待能看到教授精湛的手术。

手术开始了，手术台上的器械应有尽有。最让我羡慕的是电刀、双极电凝、超声刀，各种型号，大的小的、深的浅的、宽的窄的、有齿或无齿的拉钩摆放到位，还有喉返神经监测仪等。当电刀刚一切开患者的手术部位，厚厚的脂肪一下秃噜出来，让本来就几乎看不到的颈部伤口变得更加深。只见教授不断地变换拉钩的深浅，调整拉钩的位置和手中的器械的方向。我认为这台手术是非常困难的。教授聚精会神地挥舞着手中的电刀、双极电凝、超声刀、拉钩、止血钳、喉返神经监测仪等器械，继续着手术。

当我看见Gil教授伸出手指进入伤口去探查时，我知道已经接近病变底部

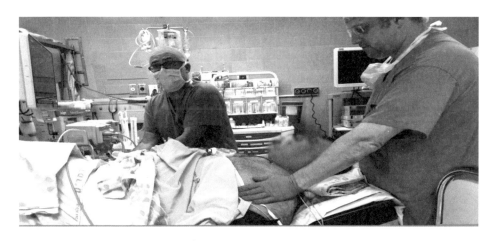

❖ 手术结束，患者已拔管

了。手术台上的纱布没有几张有血污，负压吸引瓶中的血也很少，这时手术已接近尾声，随后一个似鸭蛋大的病变组织被Gil教授完整地、边界清楚地从伤口里拖了出来，接着是冲洗伤口，检查创面出血情况，放置引流管，固定，缝合关闭伤口，操作有序地进行着。惊心的手术总算结束了，我终于松了一口气。我又想，患者的颈部又粗又短，麻醉会拔管吗？

我看着麻醉师开始忙碌起来。我想应该是让患者戴着气管插管去重症监护室吧！我目不转睛地看着麻醉师的一举一动，忍不住问道："This patient won't remove thachea？（这个患者不会拔除气管插管吧？）"麻醉师回答："No.（不用。）"这时患者开始动了，只听麻醉师叫了几声患者的名字，患者睁了睁眼，麻醉师迅速地拔除了气管插管，准备把患者搬运到病床上去。由于患者太胖，动用了6个人才把患者从手术台上移到了病床上并送出手术室。我跟随麻醉师、医师一起去送患者到监护室，我问监护室的护士患者需要在这里监护多久，护士回答："30 minutes.（30分钟。）"

来到监护室，患者可以活动了。他的颈部切口干净，引流瓶也没有血液。我站在那儿观察着患者。这时教授告诉我，手术室还有两台鼻内镜手术。我看看时间，已是下午6点过了，因为我们的酒店昨晚发生了枪击事件，酒店大堂的玻璃大门已被子弹打了一个大大的弹孔，团队要求我们准时下班，尽早回酒店，确保安全。我是团长，本应该起带头作用，遵守下班时间，按时返回住所，但为了学习，我没有按时下班。现在已经很晚了，我急忙给政委打了一个电话，说明了情况，表示想继续留在医院，坚持看完最后的两台手术。

都说国外医师会准时下班，没有做完的手术会往后顺延到第二天做。但我看到的是勤奋、努力、不辞辛苦为患者的以色列医师，看到他们坚持患者至上，以患者为中心，信守承诺，把当天预约的手术完成好之后才离开医院。

虽然国家不同，体制不同，作息时间不同，但以患者为中心，人性化的理念却是相同的。

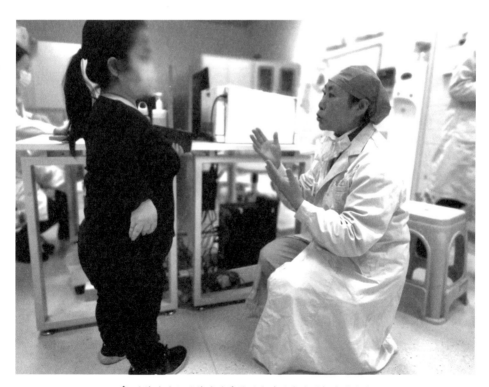

❖ 对特殊病人的特殊关爱是国内外医生共同努力的方向

第十节

瑞本医院图书馆——我们访学的精神家园

　　图书馆是我们访学者每天手术结束后必去的地方。在瑞本医院访学的每一天都是美好而充实的。我们奔走在医院的病房、手术室、门诊，除了努力学习以色列先进的医疗技术和人文医学外，还有一个地方是我们的最爱，那就是瑞本儿童医院急诊楼旁边的一栋高耸挺拔的白色建筑，这栋屹立在大海边、格外引人注目的白色建筑看上去宛如一位少女，亭亭玉立，温婉动人，它就是瑞本医院图书馆（The B.Rappaport Family - Medical Sciences Building）。

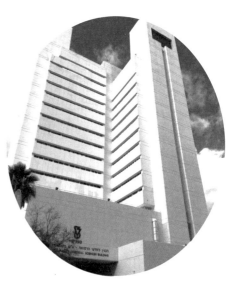

❖ 以色列理工学院医学院瑞本医院图书馆大楼

　　瑞本医院图书馆面朝大海，与瑞本儿童医院急诊大楼相邻。大楼高耸挺拔，每一层内部的装修风格都不尽相同。步入一楼大厅，左侧可见人体标本解剖图，右侧是三面以色列的国旗，国旗旁边有几个休闲沙发和小茶几。二

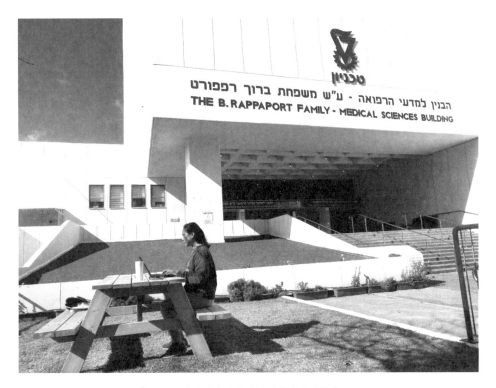

❖ 闭馆后我在图书馆大楼外的草地上继续学习

楼是图书馆，地毯铺满整个图书馆，行走无声，馆内一片静谧。馆里藏书数万册，环境洁净，灯光柔和，造型美观，功能布局温馨而舒适，每张书桌上都配有一台电脑，电脑上面有台灯，电脑与电脑之间分隔开，形成独立的空间。在这里可以查阅世界各国的医学信息和外文文献资料，也可以撰写论文和学习。

　　图书馆里的其他个性化、人性化的设计也让人倍感舒适与温馨。在图书馆阅览大厅的边缘，除一面向大海敞开外，周边还有一间间用玻璃分隔出来的小书房，大小不等，有二人间的小圆桌，有三人间的大圆桌，有多人间的长条桌。玻璃墙面有百叶窗遮挡，温馨又私密，既可以供来者相互学习、商量讨论，也可在紧张的学习之余休息聊天。

　　让我倍感亲切的是，面朝大海的那一面还有大大的阳光平台，全落地玻璃，还配有沙滩椅、小茶几、长沙发、单人沙发。这里像是休闲咖啡厅，又像是海边度假屋，求知的疲惫都在面向大海眺望远方，或静坐时消失殆尽。

图书馆周一至周三的开馆时间是每天上午9点到晚上10点，周四是上午8点半到下午1点。图书馆还配有一间学习室，里面有多台微波炉、冰箱，另有咖啡厅、咖啡桌，读者们可以自带饮食在微波炉里加热，也可以将食物或水果放在冰箱里储存，还可以在咖啡厅购买咖啡与食品。过道的墙上悬挂着不同的艺术品和解剖标本，旁边的转角处也配置有自助饮料机。

与国内的图书馆相比，瑞本医院的图书馆内除了有淡淡的书香，有学者们勤奋、埋头苦读的背影外，还多了一缕浓浓的咖啡香，更多了一份给予来这里苦读的莘莘学子遨游知识海洋的关爱，给予攀登在医学崎岖山路上的医者们的个性化、人性化关怀！

屹立在大海边的瑞本医院图书馆不是世界上藏书最多的，也不是最漂亮的，但却是丰富的、温馨的、人性化的。它犹如大海一样浩瀚而广博，它仿佛是我们留学海外的莘莘学子的精神家园。在这里，我们倾听着海浪拍打岸边的涛声、海风吹拂树叶的声音以及沙沙的翻书声，还有指尖轻击键盘的清脆声……

在这里，我开始了第一篇SCI（科学引文索引）论文的写作；在这里，我汲取到更多的养分，获得更多的知识以丰富我的心灵，开拓我的视野，启迪我的智慧。

我愿为祖国而努力，为培养我的医院而拼搏，为信任我的患者而勤奋！

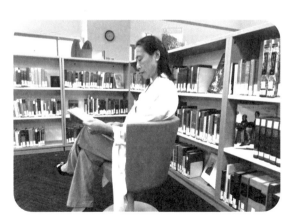

❖ 我在图书馆读书学习

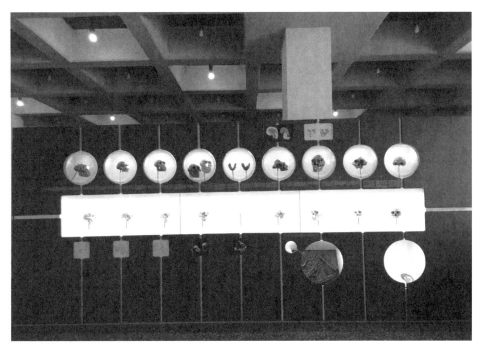

❖ 图书馆内的标本图

第十一节
精湛的技术—— 气管切开术后气管导管脱落,紧急重返手术抢救成功

　　这天一大早走进手术室,我就发现气氛异常紧张,十几个人围着手术台忙碌着,还有一些我不认识的其他科室的医生也在其中。我努力地挤进人群,看见一个肥胖的患者,下颌、颈部都是伤口,颈前正中还有一个气管切开的痕迹,切口已完全关闭。患者的胸部、腹部、颈部都是鲜血,麻醉师在紧张地为患者经口腔再次插入气管导管,一次、二次、三次、四次,气管插管未能成功插入。患者的血氧饱和度在下降,面色发绀,麻醉师和在场的医生都开始紧张起来,又换成采用在麻醉纤维喉镜引导下经口腔插管,但仍未成功。患者的病情越来越重,情况越来越危险,颈部、口咽部均可见鲜血。此时我也开始紧张起来。目前唯一的办法就是寻找气管切开的原切口,从其插入气管导管,但气管切开处已经完全闭合了,加上患者极度肥胖,颈部极度粗短,能再找到原切口并插进气管导管吗?若再插不进去患者可能就有生命危险。我越来越担心和紧张,我把目光转向瑞本医院耳鼻咽喉头颈外科主任、头颈组负责人——Ziv Gil教授。他是一位非常优秀的咽喉头颈外科专家,在头颈手术方面有极高的造诣。这时大家的目光也一齐转向了这位专家。但面对极度肥胖、颈部粗短、颈部切口脂肪软组织肥厚、气管切开处已闭合的患者,能否把气管导管重新插管

进气管，快速解决患者的呼吸道阻塞的问题，Gil教授的面部表情告诉我们他也受到了极大的挑战。他让巡回护士递上拉钩，让两位医师一人拉一个拉钩，把患者颈部的已经闭合的切口往两边拉，他不断地调整拉钩的位置，只见他伸出手指往切口里探查，几次尝试后只听他命令，准备气管导管，护士迅速递给他一个带有气囊的硅胶气管导管，Gil教授一边向外退出手指，一边向切口里插入气管导管。随着患者一声剧烈的咳嗽，气管导管插入了病人的气管内，麻醉师立即将呼吸机接在气管导管上，患者的口唇、面色开始变得红润，呼吸变得缓慢，心率也在变慢，生命体征开始向好的方面转变。这个气管切开术后脱管，困难气道再度经原气管切开处插管的抢救终于成功了，在场的所有人都松了一口气。

　　原来，这是前一天口腔科的一位78岁高龄口咽部恶性病灶切除、颈部清扫术、预防性气管切开的患者。由于患者极度肥胖、颈部粗短，考虑到手术咽喉气道阻塞，故先预防性做了气管切开。当天早晨，患者突然口咽部出血，剧烈呛咳，呼吸困难，面色发绀，经检查发现是气管切开后气管导管脱离。此时距气管切开术后不到一天，这时气管导管脱离气管是非常危险的，甚至有致命的危险。如不能快速将气管导管重新插入气管内，患者很快就会窒息甚至死亡。加上这个患者是困难气道，肥胖、颈部粗短，刚行气管切开不足24小时，多个危险因素叠加，更是危险至极。但在以色列医务人员精湛的医疗技术面前，死神还是望而却步了！

　　此时，我回想起十多年前，曾遇到一位呼吸道颈部严重烧伤的患者，发生气管切开后气管导管脱出气管外的意外紧急情况。刚行气管切开后气管导管脱离的患者，再插管的艰辛与困难、紧张与担忧，今天在瑞本医院同样上演了，而先进的医疗设备、教授们高超的医疗技术，让这位患者转危为安，化险为夷。

第十二节

在手术室，他将我露在手术帽外的长发轻轻地编起

来以色列访学研修已一个月，对这里的环境我逐渐熟悉并喜欢起来。今天，我照常早早地来到手术室，等待观摩以色列教授精彩的手术。在手术室等待手术的时候，我感觉我的头发散落在手术帽外，我非常不好意思地走到手术室旁边，准备整理一下松散露出的头发。这时，一位教授模样的人走到我的面前，告诉我请跟他走，随后拉着我的手径直地往手术室外走去。来到教授的办公室，教授才把手松开，指着椅子请我坐下。我想今天遇到麻烦了，一定会受到严厉的批评教育。我为自己作为一名中国的医生，不注意手术室的规范，没有把自己的头发整理好，不小心让头发露在手术帽外而感到很惭愧。我轻轻地坐下，把头埋得很深，不好意思看教授，默默地等待着教授的严厉批评。这时，教授把我头上的手术帽取了下来，这让我更加紧张，不知道教授会怎样批评自己，会教我怎样戴手术帽。忽然，我感觉一双手在我的长发里穿来穿去，原来是教授在为我梳理头发，他一定是嫌我的头发太长，不小心露出手术帽外不规范，可能要帮我剪短一些，但我又担心教授会不会把头发给我剪很短？我不喜欢短发，但今天这个情况，只能让他剪掉，虽然有所不愿，但还是没敢吭声，只是默默地坐着，任凭

教授的手指不停地在我的头发中穿来穿去。
但我没有听到剪刀的声音。不一会儿，教授
的手终于停止了，只听到"咔嚓"一声，原
来是手机拍照的声音，随后教授把他的手机
放在我的面前，指着手机上为我拍的照片给
我看。当我看到以色列教授为我亲手编的发
辫时，我惊呆了。从年轻至今喜欢留长发的
我从未编过发辫，今天看着自己的头发在以
色列教授的手中变得如此好看，我充满了感
激，更充满了喜悦，我连声道谢。他看到我
面部的愧容被笑容所代替，于是将手术帽又

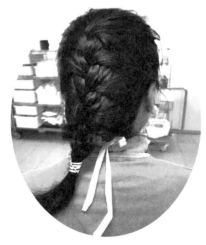

❖ 以色列瑞本医院手术室教授为我编
的发辫

轻轻地给我戴在头上，然后转身离开了办公室……

望着教授远去的背影，我的心中泛起些许暖意，面对我不经意的失误，他并
没有严厉的批评、指责，也没有更多的教育，而是悄无声息地用他希望看到的模
样去帮助和引导我。

此时，在以色列瑞本医院手术室，我感到了润物细无声的温情与美好。

突然我耳边响起了一句歌词："穿过我的黑发你的手"。一个异国他乡的
同行灵巧的手穿过了一个中国医生的黑发，带着友谊、带着关爱，以及无声的
提醒和无言的教导……

谢谢您，如此温情脉脉的教授！我将永远记住您。

第十三节
严谨的以色列医生是我学习的榜样
——我的导师 Ziv Gil 教授

　　我在以色列访学的导师是Ziv Gil教授，是以色列理工学院医学院瑞本医院耳鼻咽喉头颈外科主任、以色列理工学院医学院应用癌症研究实验室的负责人，同时也是瑞本医院头颈肿瘤研究中心的主任。

　　Gil教授也是一位治学严谨、胆大心细、剑胆琴心的耳鼻咽喉头颈外科国际知名专家，他拥有以色列本·古里安大学生物物理学和神经科学博士学位和医学博士学位。他毕业于以色列特拉维夫医学中心耳鼻咽喉头颈外科住院医师项目，并在纽约纪念斯隆凯特琳癌症中心完成了为期两年的头颈外科学习并获奖学金，同时还获得了匹兹堡大学医学中心的颅底内镜手术奖学金。他在以色列开创了颅底内镜和机器人手术新技术；早在2004年，他就在以色列兰巴姆建立了第一个头颈中心。

　　Gil教授曾获得以色列议会、纽约头颈协会、以色列癌症协会和英国民间基金会颁发的奖项。他出版了4部专著，发表了200余篇科学论文。

　　Gil教授还是多个期刊的编委成员，包括耳鼻咽喉头颈外科、颅底、头颈等类别的杂志。他多次被列入"1000人学院"最佳文章名单，还是多个头颈部癌症国际联盟的领导人。

Gil教授的头颈手术操作技术非常娴熟，对头颈血管神经的暴露、解剖非常精湛，看他做手术是一种享受。每次他做手术，都会有很多以色列和美国的医师前来参观学习。他在手术台上非常严谨，对与他同台的手术人要求严格，精益求精。平时教授的脾气急躁、外表高冷、寡言少语，科室的同事和我们都很敬畏他。

但就是这样一位高冷的以色列教授，在得知我国面临新冠肺炎疫情时，给我们带来了他温暖的关怀。那天，做完4台头颈部大手术刚下手术台，他把我和一起访学的张志纯博士叫到跟前，问我们："在这里学习习惯吗？家人在国内还好吗？家人有无危险？"对导师关切的问题我们一一作答后，他的脸上露出了少见的微笑，并轻轻点头回应。此时高冷的他，在我们的眼里也变得温和起来。

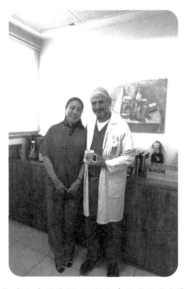

❖ 我和我的导师Gil教授在他办公室合影

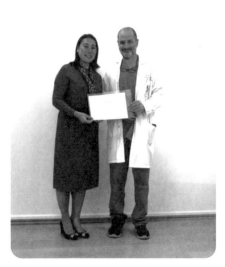

❖ Gil教授为我颁发结业证书

Gil教授说："我去过中国的上海，中国是一个了不起的国家，China，good！"

最令我感动的是我们访学结束的那天，以色列瑞本医院为中国留学生举行隆重的结业典礼，医院还邀请了各位带教的导师，来为自己的学生颁发结业证书。我们每个学员都非常希望自己的导师前来为自己颁发证书。可能是因为工作太忙，或是其他事务，那天前来为学员颁发结业证书的导师只有两个，我的导师Gil教授就是其中之一，当他出现在结业典礼的会场，亲自上台为我颁发结业证书时，我非常感动和骄傲，也让我的同学们羡慕。

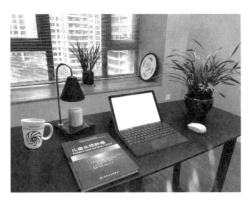

❖ Gil 教授送我的纪念杯一直珍放在我的书桌上

当我从导师手中接过这张沉甸甸的结业证书时，我看到他平时严肃的脸上露出了少见的微笑，我感到了来自异国他乡的一份温暖、丰厚的收获。

在我即将告别以色列的前一天，Gil教授让我去了他的办公室，向我赠送了一个杯子作为纪念。这个杯子是Gil教授成立癌症中心时的纪念品，他作为礼物送给我，弥足珍贵。当我正准备离开时，他叫住了我，提议我们合个影。在Gil教授的办公室，我与他留下了难忘的一张合影，它是以色列人民对中国人民的友好情谊的见证，也是我留学生涯的美好记忆。

访学的时光是短暂的，愿记忆永存，我将Gil教授送给我的礼物放在我的书桌上，我会永远记住以色列理工学院瑞本医院这位严谨、拼搏、进取的学者……

第十四节

医学无国界，风险也相同

不管一个医疗技术有多么成熟，有多么先进，其手术风险都是存在的。2020年2月3日，在瑞本医院的手术室里，我亲历了一台鼻内镜手术过程中大出血的抢救，可谓惊心动魄……

患者，男，37岁，术前诊断为鼻窦炎—鼻息肉。拟在全麻下行鼻内镜下鼻窦开放鼻息肉切除术，手术主刀医师为瑞本医院耳鼻咽喉头颈外科的鼻科教授。手术按常规有序进行着。

当开放上颌窦口时，突然一股鲜血喷涌而出。糟了，是动脉破裂出血！根据手术的部位初步判断为上颌动脉出血。上颌动脉是面动脉的分支，面动脉来源于颈外动脉，血流急，血管压力大，出血自然是凶猛、严重的。一会儿的工夫，负压吸引瓶中就装满了鲜血。只见

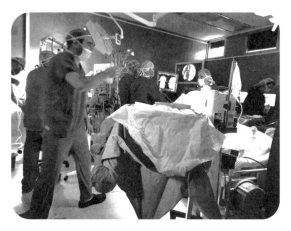

❖ 鼻内镜下动脉损伤大出血急救现场

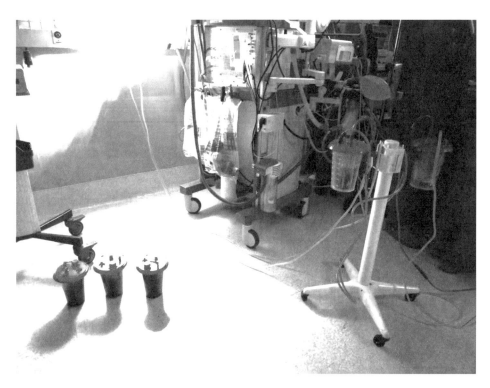

❖ 把术中患者的出血一桶一桶地装好

教授不停地一边吸血，一边探查血管断端，鲜血不断地涌出，看不见血管，更看不见血管的断端。持续负压吸引中，不一会儿又一个负压吸引瓶装满了，巡回护士又换上一个干净的瓶子。麻醉师认真地管理着患者，时不时又弯下腰去看看放在地上的吸引瓶中的鲜血和正在吸引的负压瓶中的鲜血。主刀的教授依然在认真地止血，双极电凝、止血纱布、止血海绵、骨蜡、纱条等止血措施都依次用上，但血仍然如喷泉般喷涌而出，一点都不见减少。生命监护仪上的生命指标在悄悄地发生变化，患者的心率开始增快，血压开始下降，面色开始发白。第三瓶负压吸引瓶的血又装满了，麻醉师立即又建立了第二根静脉通道，开始加快输液的速度，同时为患者导尿。一会儿护士拿来了两袋鲜血，建立静脉第三根通道，输液、输血、代血浆三管齐下。手术医生、麻醉医生的神情开始紧张起来，但抢救仍在紧张而有序地进行。不一会儿，耳鼻咽喉头颈外科主任 Ziv Gil 教授赶到了手术室，迅速穿上手术服，戴上手套，手持鼻内镜，向喷血的动脉不断填塞止血纱布和油纱条，一块又一块、一根又一根地填塞到了出血区域，血慢慢地减少了，生命监护仪上的心率开始恢复正常了，血压开始回升了，患者苍白的面色开始变得红润起来。我以为手术就此结束了，没想到 Ziv Gil 教授从容地继续把没有开放的其他鼻窦开放，仔细清除病变，直到把手术做完，将患者的双鼻腔填塞入膨胀海绵后才结束手术。

真是医学无国界，无处不意外。本想血终于止住，患者脱离了危险，医师、麻醉师、护士紧张的情绪也应该放松了，但患者的血氧饱和度突然下降，在80%~90%波动，呼吸44~45次/分。麻醉师努力从患者口腔、麻醉插管中吸血，但血氧饱和度仍未恢复正常，还在继续下降。Ziv Gil 教授和麻醉科81岁高龄的教授在探讨着、交流着，最后他们又请来了放射科的医师在手术台上为患者拍了床旁胸片，胸片显示不理想。于是，手术医师和放射医师、麻醉师探讨了血氧饱和度低、呼吸频率加快的原因，最后决定将患者送去急诊行肺部CT检查，进一步确认。

手术医师、麻醉医生、护士和放射医师一起护送患者，他们捏着球囊，带着监护仪，吊着输液瓶将患者推进了CT室，结果显示肺部吸入了大量鲜血。

术后呼吸困难、血氧饱和度降低的原因终于明确了，经过处理，患者的生命体征在平稳中向好的方向转变，苍白的面色稍显红润了。

那3瓶满满的鲜血表明出血量近2 000毫升。一直在手术

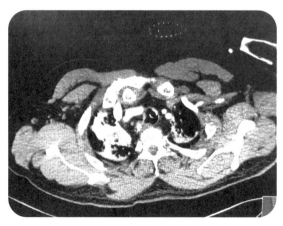

❖ 2020 年 2 月 20 日摄于以色列瑞本医院

台上做了近40年手术的我，面对今天这样的动脉出血依然感到紧张、担忧。最终以色列先进的医疗技术、医师精湛的手术技巧、麻醉医师管理生命体征的高超技术，与放射医师、CT医师、重症监护医师的通力配合，在危险面前的镇定自若，终于化险为夷，让患者的生命转危为安。

我在异国他乡领略先进的医疗技术水平和医学的进步带给生命保护的同时，也再次目睹了医学无处不在的风险，充满难以预料的意外。

半个月后，一个周三的早上，我们来到手术室，那位鼻内镜手术损伤上颌动脉的患者又被推进了手术室。当教授把左侧鼻腔填塞的纱条取出时，鲜血又从左侧鼻孔喷涌而出，教授立即停止操作，把纱条又塞回了他的鼻腔。护士立即通知介入室进行介入治疗，介入发现左侧上颌动脉在出血。给予动脉栓塞后，教授又把鼻腔填塞的纱条取出，再观察有无出血，观察10分钟后，未见鼻腔出血，教授又用鼻内镜继续观察鼻腔，仍未见出血才结束手术。

生命珍贵且脆弱，为患者祈福，让生命平安！

第十五节
多学科合作完成高难度、高风险的听神经瘤手术

2020年2月6日，星期四。这一天是以色列的周末，瑞本医院耳鼻咽喉头颈外科的医生们要为一个听神经瘤的患者进行手术治疗。

耳鼻咽喉头颈外科专业的人都知道，听神经瘤这个疾病属于耳鼻咽喉头颈外科专业领域的罕见病，发病率低，大约在1/25万。该疾病表现在耳部症状，但病变部位却是在颅内，位于颅内桥小脑角处，位置隐匿。听神经是第八对颅神经，包括耳蜗神经和前庭神经，听神经与第七对面神经比邻。该病早期症状不明显，主要以耳鸣为主要表现，合并眩晕等表现，病变后期侵犯面神经，患者可能会有面瘫症状出现。手术由于部位特殊、隐匿，手术风险和难度极具挑战。在国内，这样的手术有的医院是由耳鼻咽喉头颈外科做，有的医院是神经外科医师做，无论哪个专业的医师做，风险都较大。

这一天，我在瑞本医院看到了面对

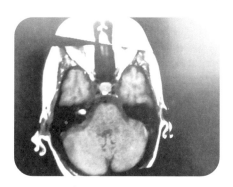

❖ 听神经瘤病变影像

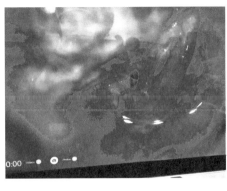 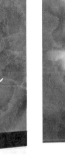

❖ 听神经影像   ❖ 脑脊液漏的部位影像

高难度、高风险手术时他们的做法。

　　手术为多学科团队合作，由耳鼻咽喉头颈外科专业的耳科医师与神经外科的医生同台联合完成这台高难度手术。由此可以看出瑞本医院跨专业多学科团队的合作精神。

　　手术过程中有专业的手术导航工程师在手术现场配合，为手术台上的主刀医师提供专业的手术导航指引，确保手术精确无误。

　　先进的手术医疗设备为手术提供了精准保障。手术是在高清耳科手术显微镜加大屏幕手术显示屏下开展的，神经监测仪为面神经保驾护航，高速电钻凿开厚实坚硬的颅骨，通往颅内寻找病变。手术台上精密、齐全的手术器械让人感到手术已经成功了一大半。

　　富足的人力配置为手术提供了充分的保障。在以色列，每台手术都配有2名麻醉医师、2名护士协助医师完成手术。这台手术还另配有1名器械护士和1名工程师，足以看出医院对这种手术的高度重视。

　　手术从患者的耳后开始向颅内推进，听神经瘤病变上厚厚的颅骨在耳科电钻这把利器的进攻下，在耳科显微镜下一层一层地被磨去，电钻的钻头由大变小，手术部位的路径由浅到深，探查在手术导航引导下精确无误，一点一点精准接近病变部位。手术暴露乙状窦，保护乙状窦做得精准、漂亮，没有损伤，没有出血，一切都是那样完美、精致。

手术一步一步地推向颅内，再一步一步地接近桥小脑角处，神经监测仪探查出神经反应，精准确定听神经，然后切开鞘膜，暴露听神经，分离神经发现病变部位，医生成功将病变与神经分离，惊险的手术步骤基本结束。

患者的颅内脑脊液还在不停地漏出，取腹部脂肪修补颅骨缺损处脑脊液漏，一层又一层的脂肪填塞，再用生物胶粘贴，手术中脑脊液漏的问题被处理得妥妥帖帖。

手术从早上8点30分开始，到下午4点50分结束，历时8小时之久。从耳部到颅内，从清除病变、保护神经到修补脑脊液漏，从耳外科到颅神经外科，学科交叉，团队合作，麻醉、护理、工程技术人员默契配合，彰显了医疗技术的高超和医疗人文的合作。

第十六节
鼻科医生与神经外科医师联手完成鼻颅底肿瘤手术

2020年2月19日，一个平常的周二，瑞本医院的第六手术室聚集着耳鼻咽喉头颈外科医生3人、神经外科医师3人、麻醉师3人、手术室巡回护士1人、手术台器械护士2人、手术导航工程师1人，偌大的手术室被挤得满满的，热闹而紧张。我悄悄地数了一下，围绕这台手术展开工作的一共有13人。他们从患儿的头顶部切开头皮，往前额处分离，把患儿前部的颅骨充分地暴露出来，用线锯锯开前颅骨，发现了颅骨缺损处，扩大病损处，充分暴露膨出

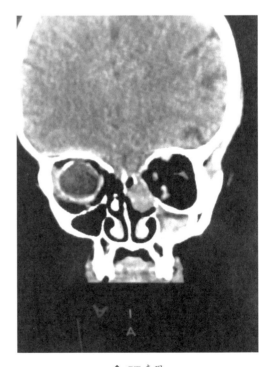

❖ CT 表现

的脑膜脑组织病变，切除病变，脑脊液溢出，可见脑膜搏动。耳鼻咽喉头颈外科医师通过头颅缺损处进入鼻腔，清除鼻腔病变，修剪帽状腱膜，移到颅骨缺损处。耳鼻咽喉头颈外科医师与神经外科医师把帽状腱膜遮盖在缺

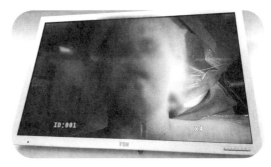

❖ 手术中的患儿

损处，反复比较、反复修剪，同时他们在比画着又商议着什么。我没听懂，但从他们的表情来看仿佛是在手术合作上出现了分歧……

这时令我费解的事情发生了，争论声没有了，我看见一个教授用一块无菌巾盖住患儿的头面部，随后手术医生们纷纷地离开手术台。我不知道发生了什么，因为将患儿的面部头部盖上，在我国是表示死亡的意思。我赶忙跑过去看生命监护仪，上面显示生命体征是正常的。我不知为什么所有参加手术的医生都离开了手术台。我又赶忙跑过去问手术台上的器械护士："Please tell me what happened?（请告诉我发生了什么？）"护士看看我，说："Eat, eat."我听明白了，护士说的是"吃饭"。原来手术医师离开手术台去吃饭了。

我看了一下时间，正好中午12点。我留在手术室耐心地等了一会儿，看见手术医师还没有回到手术室，于是我也离开手术室去吃午饭了。我赶紧吃完午饭回到手术室，这时手术医师也已回到手术台上，开始在患儿的右侧大腿上取皮瓣，用于对颅底缺损处进行修补。手术台上又恢复了平静，医师们安静地各自忙碌着这个10岁患儿的手术，再没有争论，一切平静如水。

手术结束了，患儿被送回了病房。

这个孩子是不幸的，小小年纪就患上了鼻腔颅内肿瘤，右侧眼球也没有发育好，但医学没有放弃他，瑞本医院的医生们努力医治他，祝愿孩子一切都好！

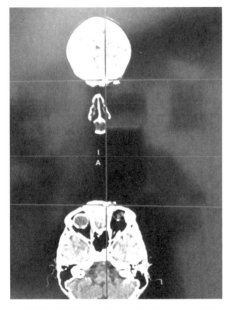

❖ 左图为瑞本医院先进的手术导航系统指引手术精准定位

❖ 下图为手术台上台下的医护、麻醉人员及导航工程师多达 13 人

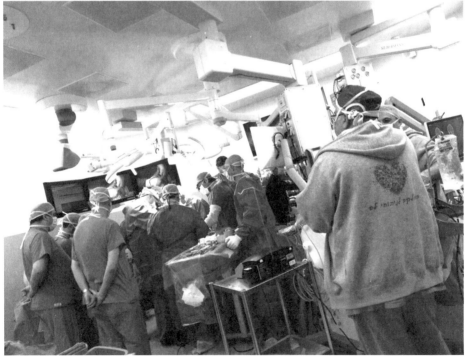

第十七节
相同的儿童腺样体扁桃体切除手术，不同的麻醉复苏关怀

　　瑞本儿童医院耳鼻咽喉头颈外科每周有2~3个孩子接受腺样体扁桃体切除手术，手术方式是采用传统的冷冰器械切除扁桃体和刮除腺样体。术后孩子拔管后送到复苏室监护复苏。孩子被推出手术室送进监护室后，护士会立即去叫孩子的父母进监护室，穿好隔离衣，来床旁与护士共同陪伴孩子。这样可以极大限度地减少孩子复苏醒来后在陌生环境未见到父母会剧烈哭闹而导致伤口出血的情况发生。

　　那天，我观摩到1个4岁儿童行腺样体扁桃体切除术，拔管后孩子被送去监护室，护士把孩子的母亲叫了进来，陪坐在孩子的床前，默默地等待孩子醒来。在这个间隙，我

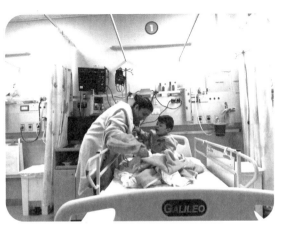

❖ 等待孩子复苏的母亲一直陪伴在监护室，孩子醒来后立即扑向母亲怀抱

问孩子的母亲："孩子手术需要付费吗？"她回答我："不需要。"我又问："孩子从门诊到入院手术，需要等待多长时间？"孩子的母亲回答我："大约1个月。"我又问："孩子从入院到出院，医生告诉您需要多长时间？"母亲回答说："2天。"当我还想向家长了解更多情况时，孩子已经醒来，一卜扑向母亲的怀抱，没有哭闹，没有烦躁，安宁而平静。

　　一会儿，监护室的护士和母亲一同推着孩子离开监护室，回到病房去了。这一切都彰显了以患者为中心的人文关怀！

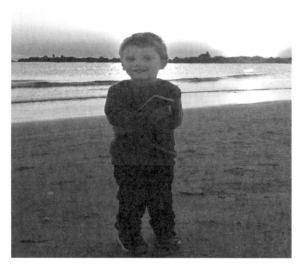

❖ 愿所有孩子都能被世界温柔以待

第十八节
严格的安保制度让医院更安全、更有序

2020年2月7日，是以色列的周末，也是安息日，我早早地来到医学院的图书馆，开始学习写作SCI论文。写作的过程是艰辛而苦涩的。上午10时许，疲乏的我想走出图书馆去稍作休息。图书馆的对面是瑞本儿童医院急诊科大门，与图书馆仅隔一条小马路，我便决定从急诊科的大门进到医院去看看手术室有没有特殊的急诊手术病人。我来以色列都一个多月了，除观摩了1台一个2岁小男孩被菜刀砍伤颈部的紧急手术外，还没有看到有其他急诊手术。当我走到急诊科门口时，看到急诊科的大门是紧锁着的，但大门前站着3对家长，他们抱着孩子，好像是要看急诊，正在通过对讲窗口与急诊室里面的医护人员进行沟通，但门却一直没有打开。我也站在急诊科大门外等待着，也想通过这个便捷的急诊科大门进入医院。不一会儿有2对家长抱着孩子离开了，门前只剩下1对家长抱着孩子在按门铃，同时与急诊科里面的人沟通。大约等候了10分钟，急诊科这扇门终于打开了，我也顺便跟随着这对抱孩子的家长走进了急诊科。这时，正好遇见一位耳鼻咽喉头颈外科医师在那里，我便问道："Professor,is there an emergency operation today?（教授，今天有急诊手术吗？）" "There are two.（有两台手术。）" "Thanks!（谢谢！）"随后，我赶紧来到提取手术服的柜子前，取出我的工作牌刷卡并提取出手术服，准备去手术室观摩手术。这时，突然一个全副

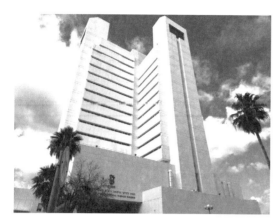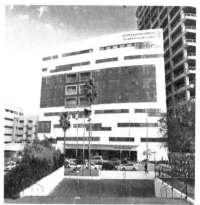

❖ 图书馆与瑞本儿童医院急诊大门之间仅隔着一条小马路

武装的军人手拿对讲机跑到我面前，表情非常严肃且言辞严厉地问道："Why did you enter the hospital from the emergency department？（你为什么从急诊科进入医院？）"我连忙答道："I am a Chinese doctor，after studying in the library，I came to the emergency department to see it.（我是一名中国医生，在图书馆学习后，我来急诊大楼观摩手术。）"军人不理解，直摇头，口里一直说："No，No！（不行，不行！）"我又赶快递上我的工作牌，军人看后礼貌地还给我，然后对我说："Follow me，please.（请跟我走。）"他带着我从刚才急诊科进来的那道门走出去，我默默地跟随在后面，紧张而忐忑不安。我以为他会把我带到什么地方去接受审问，心里还在为自己从图书馆出来想抄捷径从急诊科的门顺便进入医院的手术室看手术的行为感到有点后悔。但事已至此，只能跟着走吧。

走着走着，我们走到了医院的正大门。尽管是星期日，大门处仍有两个荷枪实弹的士兵在把守着，军人和守门的两个士兵交流着说些什么，我没听懂，随后，那个士兵转身对我说："可以进去了。"然后转身离去。

急诊永远是留给急诊患者的进出的通道，非急诊病人不得随便进出。今天发生的事让我亲眼见证了以色列医院严格的安保制度、军人的认真履职，以色列严格的分级诊疗带给病人有序、安全、安宁的就医环境。

第十九节

参观以色列施耐德儿童医学中心
（Schneider Children's Medical Center of Israel）

以色列施耐德儿童医学中心位于以色列的首都特拉维夫，它是乃至整个中东地区唯一的三级儿科医院，它于1991年10月29日由美国纽约的欧文及海伦·施耐德赞助创建并因此得名。医院本着不分国界、种族、宗教，给予每一个需要医治的孩子同等的医疗待遇理念，接收全球许多国家转诊的患儿，在该地区履行和平之桥的使命，为全世界多个国家和地区的患儿谋求健康福祉是医院的理念。

2020年1月17日，应中国驻以色列大使馆的邀请，我和同学郭婷博士从海法乘坐火车一起去以色列首都特拉维夫参加春节联欢团拜会。我们提前一天到了特拉维夫，顺道去看望了在梅尔医学中心（Meir Medical Center）访学的同事后，便前往施耐德儿童医学中心参观。

施耐德儿童医学中心外观虽然朴实无华，但医院大门戒备森严，有真枪实弹的士兵把守严格的安检，包括身体和随身携带的衣物、行李及手机。但进入医院大门，其室内装修温馨恬静，我们参观的当天负责安检的是一位黑人女军人，她全副武装，表情严肃，对我们来访进行了严格的盘问，当我们出示在瑞本医院的工作牌时，她了解到我们是从中国来以色列访学的医生，她立即变得

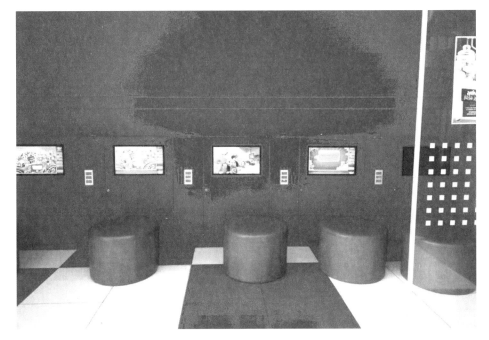

❖ 诊断室门外的候诊区，色泽明快、温暖，卡通元素

笑容可掬、热情友好起来。她微笑着指引我们通过安检进入医院。此刻，我感受到了中国力量及中国医生在以色列人民心中的地位。

施耐德儿童医学中心代表着以色列儿童医疗的最高水平。它占地面积不大，但环境优美、装饰非常精致、色彩温馨、充满童趣。每层楼的走廊都挂有丰富多彩的卡通图片；墙上还有温暖柔和的壁灯。住院和门诊都在一栋大楼，但区域功能、学科划分都非常分明，标识清楚。

我们参观的那天是星期日，门诊、住院的孩子都很少，偌大的一栋楼，只偶尔看到零星几个前来就医的孩子。看到宁静的医院我们问工作人员："周日怎么病人这么少？"她说："平时病人也不多，因为实行严格的分级诊疗，绝大多数孩子首先都是在社区治疗，后由社区医院的医生决定需要转院进一步治疗的孩子才会到我们这里来。"

　　严格的分级诊疗让以色列施耐德儿童医学中心洁净而宁静。我们在这里看到的是更多的工作人员。我站在大厅中央环顾四周，仰望大楼，陷入沉思……这样的儿童医院是我们努力追求的目标。

　　我们国内的儿童医学中心和各省级儿童医院门诊病房每天都是人山人海，一号难求，一床难求，为此我陷入了沉思，分级诊疗带给医疗的有序宁静，我们在以色列施耐德儿童医学中心看到了答案。

　　河南中医药大学儿科医师郭婷博士，仿佛看出了我的心思，轻轻地说道："团长大姐，您既然那么喜欢施耐德儿童医学中心，那我给您照张相留个纪念吧。"我站立在大厅中央等待郭婷博士给我拍照，"咔嚓"一声，留下了我与施耐德儿童医学中心的美好瞬间。

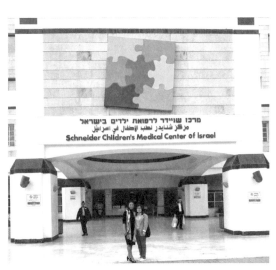

❖ 以色列施耐德儿童医学中心

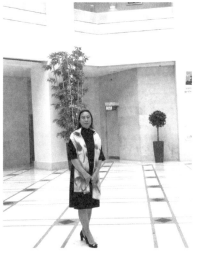

❖ 站在施耐德儿童医学中心大厅中央，温馨、宁静围绕在我的身边

第二十节

访学瑞本医院三个月，未见儿童耳鼻咽喉食管、气道各类异物手术

由于耳鼻咽喉头颈外科的特殊性，我在国内经常遇到儿童耳鼻喉常见的异物类急诊，在我的工作领域内，耳、鼻、咽喉、食管、气道异物的患儿较多，在诊疗病种上，儿童扁桃体腺样体肥大排名第一位，耳、鼻、咽喉、气道、食管常见各类异物意外伤害的排名紧随其后。耳鼻咽喉气道食管、异物伤害频发、高发，既增加了家庭的经济负担，又占用了大量的医疗资源。这样的异物意外伤害在我工作的三级甲等妇女儿童医院每周都会发生多例。

但我来瑞本医院三个月了，却没有见到一例食管、气道及耳、鼻、咽喉部位的异物取出手术。我感到非常惊讶，是什么原因呢？

原来，以色列对儿童的食品种类，玩具的种类、大小、规格等方面都有严格的规定，明确规定孩子按年龄阶段选择食品、玩具，以预防儿童气管、食管异物的意外发生，一定程度上避免了儿童遭遇此类意外伤害。

儿童耳鼻咽喉头颈外科的主要疾病中，绕不开的话题是异物的误食、误吸。以色列从国家层面、制度层面上对儿童食品玩具的大小、性质、规格等作了顶层设计和规定，使异物意外伤害较少发生，极大地保护了儿童的成长安全，值得我们学习和借鉴。

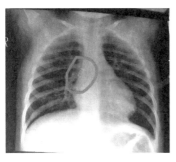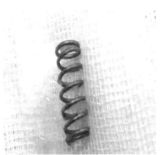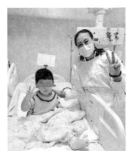

❖ 2021 年 8 月 30 日，我从 3 岁儿童气道内取出的弹簧异物

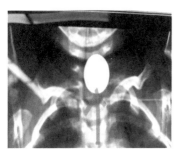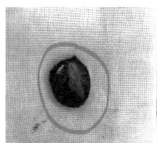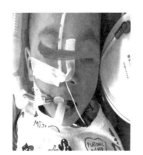

❖ 2021 年 9 月 9 日，我从 2 岁儿童食管内取出的纽扣电池异物

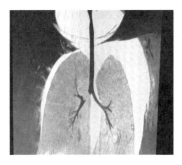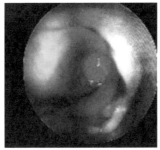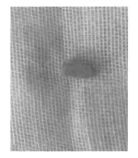

❖ 2021 年 11 月 2 日，我从 1 岁患儿右侧肺内取出的塑料玩具异物

就在我完成本章节的写作时，我在国内工作的病房有两名因误食纽扣电池导致食管腐蚀伤住院长达1个月，耗费人民币数万元的孩子还在重症监护室治疗中。我同事也多次抢救过数名误吸玩具零件的孩子，虽然最终都抢救成功了，但孩子和家长都受到了严重的心理重创，并为之付出经济上、心理上、身体上、精神上的沉重代价……

最好的抢救是预防，最好的治疗是教育！以色列的儿童医院给予我们很好的示范。

关爱儿童平安成长，我们一直在努力，但我们还有很长的路要走……

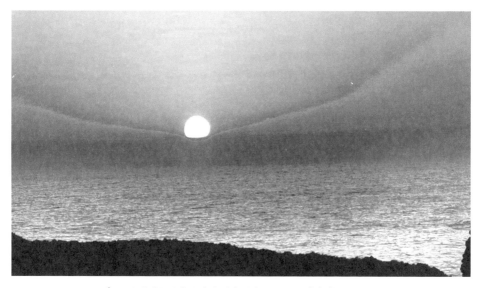

❖ 人性的关怀就像这冉冉升起的朝阳，给人带来希望与温暖

第二十一节

瑞本医院独特的捐赠墙，闪耀着仁爱、慈善的人性光芒

在以色列访学研修三个月的短暂时光里，瑞本医院在医疗技术服务、人性化关怀方面给我留下了深刻的印象。尤其让我难忘的是那闪耀着仁爱、慈善的人性光芒的一面面捐赠墙。捐赠者的名字于我而言是陌生的，但捐赠者的善举是我熟悉的，我知道他们都有一个共同的名字——仁爱之士。

在瑞本医院每栋大楼的0层大厅的捐赠墙都是一道美丽的风景，上面镌刻着很多捐赠者的名字和信息。他们与这家医院的发展、建设息息相关。这些捐赠者大多是国外的富有的犹太人。据说目前世界上大约有2 500万犹太人，其中接近900万人生活在以色列，其余散居在以色列之外的国家。他们时刻心系着自己的祖国，他们为自己国家的医

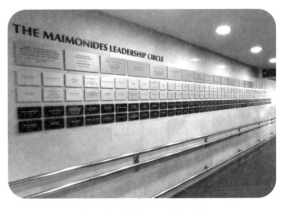

❖ 以色列瑞本医院的捐赠墙

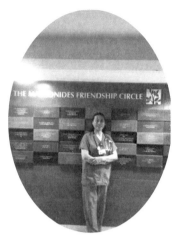

❖ 瑞本医院二楼手术室外的捐赠墙，虽历经岁月，仍熠熠生辉

院、学校捐出财富，献出自己的智慧，时刻关心着祖国的发展。

靠着自强不息的精神，以色列人民才能把贫瘠荒芜的沙漠变成良田绿洲，才被誉为世界上最小的超级大国，成为世界上的军事强国之一。

捐赠墙上的捐赠者默默地关注着医院不断发展，希望自己的捐赠服务好每一个同胞。捐赠墙闪耀着仁爱、慈善的人性光芒，这也是支撑以色列不断发展强大，医疗技术水平和科技处于世界先进地位的精神力量。

第二十二节
将丈夫请进手术室陪同，彰显人性关爱

一天，我观摩完手术从耳鼻咽喉头颈外科的手术室出来，正好碰见一位青年男子从另一个手术室抱着一个刚出生的婴儿出来。这个男子没有穿手术服，没有戴手术帽和口罩，他怎么就进来了呢？我有点纳闷。年轻的父亲高兴地看着怀里的孩子，一脸幸福的模样。我上前问道："Boy or girl？（是男孩还是女孩？）"年轻的父亲微笑着答道："Boy，boy.（男孩，男孩。）"我连声说道："恭喜恭喜……"

原来，这是在手术室刚剖宫产出的一名新生儿。在以色列医院分娩，医院都会将产妇的丈夫请进手术室，亲历孩子的出生过程，分享这一幸福的时刻。目前，我们国家的产科也正在推进家庭化分娩。

应该说，国内外的产科医疗技术水平的差别并不大，家庭化分娩的推进也在国内逐渐兴起，但其中的细微差别在于如何做到更加人性化，让医疗技术与人文关怀完美结合。在医疗中注入更多的人文关怀，为患者提供更温馨的服务，是我们在不断追求、不断完善、不断深度思考的……

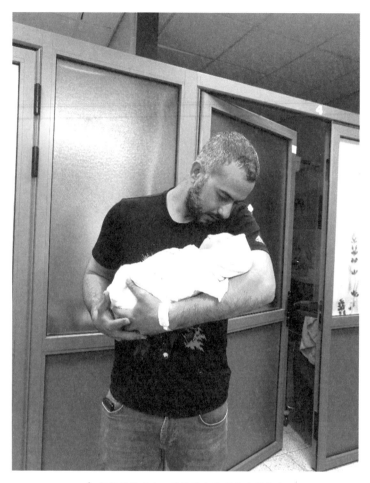

❖ 年轻的父亲小心地抱着自己刚出生的女儿

第四章

04

访学海外，心与祖国同在

第一节
在雨中，我们向祖国和人民拜年

光阴似箭，转眼间，我们告别亲爱的祖国，来到以色列已经整整一个月了。每天匆忙地往返在住地、医院、图书馆、手术室、诊断室，紧张地工作，努力地学习，累并快乐着。异国他乡美丽的风光、悠久的历史文化深深地吸引着我们，冲淡了我们的乡愁。

当接到政委的通知："全体学员，明天早上8点在医院主大楼前集合，拍集体照，录制视频向祖国人民拜年"时，我才猛然想起，啊，中国的农历新年就要到了……此时，除了兴奋、高兴，更多的是期待，期待明天早点到来，我们要深情凝视祖国的方向，大声对祖国说："祖国，我们想念您！给您拜年啦！"尽情向伟大的祖国表达海外学子的赤诚之心。这时我的眼泪不禁潸然而下，轻轻地流过脸庞，悄悄地滑落到嘴边。这是思乡的泪水，虽然苦涩，但也带着甜蜜，因为祖国强大，才让我们能够走出国门，来到医疗技术先进、发达的国家学习。我们要感谢祖国的培养之恩。

突然，我又开始担心，明天会不会下雨啊？现在是1月，正值当地的冬季，天气虽不算寒冷，但气候却变化无常。我在心中默默地祈祷，祈祷明天阳光正好，我要给祖国人民拜年！第二天一觉醒来，天已大亮，我连忙推开窗户，一

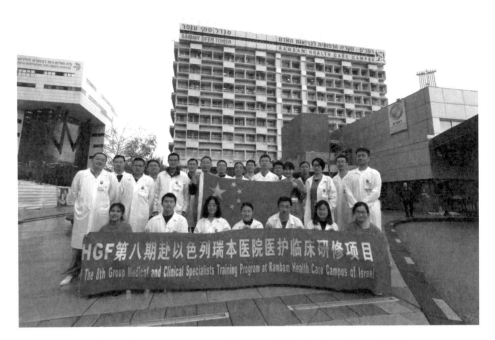

❖ 2020 年 1 月 20 日，全体学员在以色列瑞本医院向祖国和人民拜年

看，哎呀，天正下着大雨，我起身下床，赶紧穿好衣服，打开衣柜，拿出离开祖国时北京华通国康公益基金会领导交给我的国旗，想起他的叮嘱："一定要保管好这面国旗，你们是代表中华人民共和国的优秀医务人员到国外研修学习，国旗与你们同在，祖国与你们同在！"沉甸甸的话语让我明白了祖国在我心中的分量。来到以色列我一直把国旗珍藏在柜子里，今天我要带着国旗与全体学员去向祖国人民拜年。我怕国旗被雨淋湿了，立即找来一个塑料袋，把国旗和队旗用塑料袋包好，冒雨走向车站。雨还在任性地下着，仿佛完全不顾我们这些海外学子今天要给祖国拜年的感受。公交车刚一进站停下，我马上快速跑向医院。我想，我应该是早到的。当我冒雨跑进医院主楼大厅时，只见20多个学员早已等候在那里，并按照政委的要求换上了工作服、佩戴好工作牌，等待拍照、录制视频。我被眼前这一幕震撼了，我被学员们冒雨早早地来到医院

等候着给祖国人民拜年的这一场景感动了。离开祖国一个月，告别亲人三十天的乡愁瞬间全浓缩在眼前的这一幕。我连忙跑去换上衣服。这时只听政委一声令下："大楼前集合，按原计划站队，高举国旗，向祖国人民拜年！"学员们迅速找到自己的位置，昂首挺胸地站立在雨中，把国旗举在手中，面朝祖国的方向，只听领队一声号令，铿锵洪亮的声音齐声呼出："我们是中国第八批赴以色列瑞本医院研修学习的全体学员，在2020年中国农历新年来临之际，我们给祖国人民拜年！祝愿我们伟大的祖国繁荣富强！祝福我们的人民幸福安康！国泰民安！拜年啦！"这声音如此有力，这声音充满赤诚，这声音划过天空、越过大海，飞向遥远的东方，那里是我们伟大的祖国——中华人民共和国！

　　雨还在淅淅沥沥地下着，伴着雨声、风声我们的祝福声早已飞到了祖国，飞到了亲人的身边！

第二节

2020 年新春佳节致团队的一封拜年信

尊敬的耳鼻咽喉头颈外科全体员工：

大家新年好！

我在以色列给大家拜年了！

风雪送春归，只把春来报！亲爱的同事们，在这辞旧迎新的除夕之日，在这举国欢度农历新春佳节到来的大喜日子里，我们的国家、我们的医院、我们的人民正面临着一场没有硝烟的特殊战斗，你们都在和全国同仁一道抗击新冠肺炎疫情，你们的工作正面临着一场特殊的考验，抗击疫情阻断它的传播，做保卫人民健康的逆行者。你们在行动，你们在努力，你们在付出，为了人民的健康你们在辛勤工作！为人民的生命健康保驾护航，你们不辞辛苦！在这辞旧

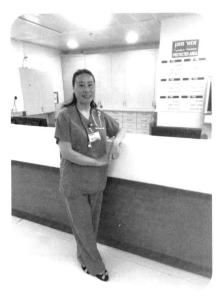

❖ 我在以色列瑞本医院的留影

迎新的日子里，我向你们致以最崇高的敬意和深深的感谢！你们战斗在抗击疫情的第一线，有你们的支持我才能安心在国外研修学习。你们是最棒的，有你们在，我很放心！在新年的钟声即将敲响之际，给大家拜年啦！恭祝大家新年快乐，身体健康！祝愿我们的科室越来越好！请你们在抗击疫情这场特殊的战斗中保护好自己，平安健康，一切听从医院的安排，服从医院的指挥！相信我们一定能战胜疫情！

同志们，笺短情长，让这封信跨越千山万水，带上我诚挚的祝福，祝大家新年快乐，一切安好！

愿疫情早日过去，迎来春暖花开！

第三节
应中国驻以色列大使馆邀请参加中国农历新年春节招待会

2020年1月17日，我作为在以色列的海外访学团的团长应中国驻以色列大使馆的邀请前往以色列首都特拉维夫参加中国2020年庚子年春节招待会，和我一同前往的是来自山东大学的伊少雷博士。出席本次庆祝活动的还有以色列的华人、华侨、中国驻以色列中资机构的代表、中国在以色列的留学生代表、大使馆的工作人员及家属和以色列政府官方的有关人员数百人参加庆祝活动。

招待会在以色列著名歌手苏珊达拉舞剧中心（Suzanne Dellal Center for Dance and Theater）隆重举行。首先，中华人民共和国驻以色列大使馆临时代办戴玉明公使衔参赞发表了热情洋溢的迎新春贺词讲话，回顾了中华民族曾经的艰难发展历程，从曾经在世界上没有话语权的昨天，

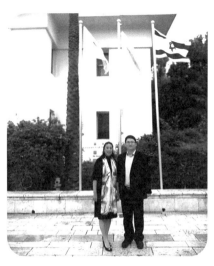

❖ 我和学生在苏珊达拉舞剧中心前合影

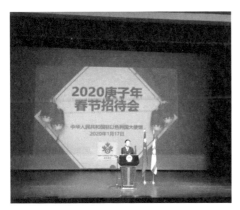

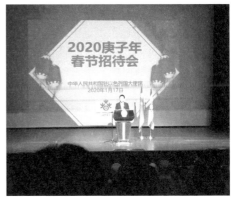

❖ 中国驻以色列大使馆戴玉明公使衔参赞发表讲话　　❖ 在以色列的中国留学生代表赵云志在春节招待会上发言

到今天正大步向着世界经济强国之列迈进，身为中华民族的一员，我在海外聆听到这铿锵有力的声音，无不为之心潮澎湃、自豪骄傲！

中国驻以色列华人华侨商会会长、中国驻以色列工程公司总裁、中资机构的代表和中国在以色列的留学生代表分别代表在以色列各行各业的华人华侨在新春招待会上作了精彩的发言。

中国在以色列的公司和各种机构有40多家，业务遍及各行各业，中国人民的朴实、勤劳、智慧的精神给以色列人民留下了非常美好的印象，为以色列的建设和发展做出了巨大的贡献。

中国在以色列的留学生有1 000多人，他们勤奋学习、刻苦钻研，他们向世界传递着中国的声音，也向世界展示出中国的美好！

为了更好地传播中国传统文化，彰显中国的文化自信，让中国农历新年更具年味特色，大使馆还特地邀请了中国武当功夫团为表演了中国传统功夫，表演者们精湛的演技赢得了全场热烈的掌声，将春节招待会推向了高潮……

更让我们参会者感动的是，中国驻以色列大使馆还在舞剧中心外的绿茵草地上，还为前来参加庆祝活动的代表准备了丰富的中式午餐，菜品精美多样，

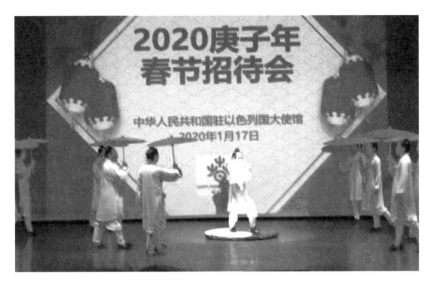

❖ 中国武当功夫团的精彩表演

洋溢着家乡的味道，弥漫着浓浓的中国年味。来宾们在友好而愉快的气氛中欢聚一堂，谈笑风生，交流着在以色列的感受、倾诉着对家国的思念，共同举杯贺新年，共祝祖国繁荣富强……

祖国的强大、民族的复兴，让身在海外的华人、华侨、留学生、访学者倍感自豪和骄傲，我们身在海外，心向祖国，为国家富强而学习，为民族复兴而读书成为我们的使命……

第四节

访学海外，我们在以色列欢度元旦和春节的快乐时光

人海茫茫，相遇是缘，我和我的同学们分别来自祖国的四面八方，为了学习医学的共同目标，我们相聚在以色列，结下了难忘的友谊。

我们这期学员共有28人，分别来自上海、广州、山东、河南、江苏、湖北等地的不同医院、不同专业。我们素不相识，因医学而相逢，因求学而相遇，我们临时组成了一个大家庭。每天我们一起离开住地，前往医院学习、观摩手术、查房，一起去图书馆看书、查阅文献。

2020年1月1日是中国的元旦节，我们全体学员举行了一次新年联欢晚会。我们决定每人自行做一个中国菜，端到一起共进晚餐，欢度新年。

远离祖国，饮食虽然不是最好的，但我们的心情却是最愉悦的。我们畅聊着日常，享受着节日的快乐。我们唱起熟悉的歌，哼着亲切的小调，在异国他乡庆祝新年的到来……

在这个临时大家庭里，我是年龄最大的一位，担任团长，同学们都亲切地叫我团长大姐，学员们有什么想法和困难都会告诉我，我也愿意帮助大家。我组织大家一起学习，做好访学研修，及时将国内的要求传递给大家，把大家的

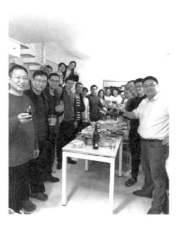

❖ 2020年元旦，我们欢聚一堂，在以色列共迎新年

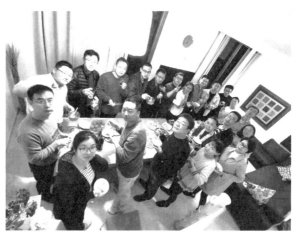

❖ 中国农历新年，我们在以色列吃团年饭

想法及时反馈给国内。

特别是在疫情严重的时候，以色列阻断与周边国家的直航，也取消了直飞中国的航班。学员们紧张、焦虑，团队工作形势严峻，除了要及时传达国内的要求，还要与政委一道做好学员们的思想工作，确保大家在国外的安全。

在我们访学研修期间，我和政委一道组织大家了解以色列的文化。

第一站，我们带领大家徒步登上以色列位于海法市的空中花园，当登上山顶时，我们放眼望去，美丽的以色列尽收眼底。

第二站，我们组织大家一起去了历史文化名城耶路撒冷，去领略其3 000年的历史文化，了解其民族文化与信仰。

第三站，我们一起去了以色列首都特拉维夫，看到了以色列现代化大都市的繁华，也看到了这座城市的古老与悠久。

我们有的学员还去参观了以色列海法市的总统大选。我们还结伴而行去了戈兰高地，看到了以色列与叙利亚在戈兰高地留下的战争印迹。

另外，我们还应邀一同去了一位以色列犹太老人的家，了解了以色列犹太

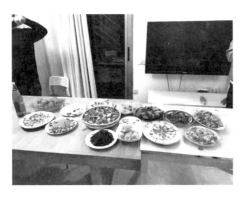 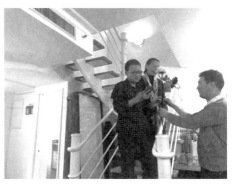

❖ 满桌的中国菜，表达我们对祖国、家乡的思念　　❖ 欢度新年时男女声二重唱，唱响对祖国的热爱

人的生活、居住环境以及对中国文化的认同。

中国农历新年那天，我们全体学员一起过年，一人准备一道中国菜，热气腾腾端上了餐桌。用餐前，大家共同唱响《我和我的祖国》《我爱你，中国》，唱出海外学子思念祖国之情，唱出对祖国的热爱。

我们共同喊出："我是中国人，我爱我的祖国！"

无论走到哪里，无论祖国离我们有多远，她始终在我们心中……

第05
五
章

中国留学生在以色列

第一节
在以色列遇到中国留学生

2020年1月17日，星期五，我有幸应邀参加中国驻以色列大使馆举办的2020年庚子年春节招待会。

招待会在以色列著名的苏珊达拉舞剧中心隆重举行。应邀出席招待会的还有许多在以色列留学的中国留学生。春节招待会结束后我们乘火车从以色列首都特拉维夫返回海法市，在火车上我偶遇到了一位在以色列理工学院从事博士后研究工作的中国留学生。他带着一个6岁的女儿也是刚刚参加了中国驻以色列大使馆举办的庚子年春节招待会。交谈中得知他是来自中国某知名大学，在美国读完博士又申请来以色列理工学院。招待会上的人很多，我们无缘相识，但在返回法海的火车上，在这一节小小的车厢里我们相遇，他国遇故人分外亲切。

他向我们讲述了在以色列的留学经历。以色列理工学院汇集了来自世界各国的顶尖的科技人才在这里研究、学习。以色列对留学生是非常友好的：为留学生提供的学习条件和住宿条件都比较好，对攻读硕士学位的留学生，没有结婚的提供一室一厅的住宿，结婚的提供两室一厅；有了孩子的留学生还可以申请三室一厅。他是在博士后流动站做研究的，学校给予他的住宿条件也是非常好的，他们一家三口住在以色列理工学院校园的一套三居室里。他告诉我现在他已完成了他的学业，即将回国。

我问道："以色列的科研条件非常好，怎么不继续留下来工作呢？"他回答道："以色列对留学生是非常友好的，但为了把更多、更好的职位留给以色列的犹太人，一般不会给外国留学生办理永久居留权。留学生留学满10年后，就要求离开。我来以色列已经8年多了。"他接着说："孩子明年就7岁了，要回国上小学。无论我离开祖国多久，心中思念的始终是祖国，无论走到哪里，我们的根是在中国，中国才是我们实现自己理想抱负的平台。以色列再好，但它不是我的祖国……"

闲谈中，一小时的车程很快就过去了。到了海法火车站我们握手分别，我们都是来以色列的中国学者，无论是他来以色列几年，还是我来以色列几个月，我们对祖国的热爱和向往都是一样的浓烈而执着，希望早日回到祖国，报效国家……

第二节
中国留学生施施在以色列

施施是来自国内的一名留学生。认识她是在以色列理工学院的图书馆。她经常来这里学习，我们经常在大厅碰面，因为都是黄皮肤、黑眼睛，自然亲近起来。在聊天中我得知施施来以色列3年多了，在国内念完本科，有了一份很不错的工作，但她希望提升学历，决定来以色列理工学院攻读硕士学位。勤奋好学的她目前已完成硕士学业，现在正在攻读博士学位。由于学习时间较长，她把丈夫也接来以色列陪读，由于丈夫没有读书，就去找了一份做导游的工作。施施在以色列勤工俭学读书，有时间就去参加以色列犹太人社区的活动。热情的施施有时也邀请我们去参加

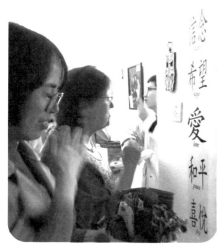

❖ 2020年1月在以色列海法市，左手端花盆的年轻女生就是施施

一些社区活动，找机会帮助我们练习口语，我们都很喜欢她。

施施很勤奋，经常很晚才离开实验室。有一次，我们又相遇在图书馆大厅。我问她："想家了吗？"她说："想，很想，出国留学几年了，都没有回家过年，希望自己早日攻读完博士学位，学成回国，报效祖国。"

我为施施的勤奋所感动，她却谦虚地对我说："大姐，我不算勤奋的，在我们这栋大楼里，还有三位诺贝尔奖的获得者，他们都是年过七旬的科学家，但他们仍然每天早早地来到实验室辛勤工作，还在潜心搞科研、写论文，努力耕耘在科学的道路上，他们的勤奋才是我们榜样。"

众所周知，以色列是一个发达国家，也是世界上诺贝尔奖获奖人数较多的国家。但他们并没有因获得诺贝尔奖而停止努力，相反更加勤奋。我知道以色列人民的勤奋努力，但我在图书馆大楼里，看到了年过七旬的学者，仍没有停止努力的步伐。正是这样的民族精神和品格，使以色列从1948年复国到今天，从一个饱受战乱的、土地贫瘠的国家，成为中东的一盏明灯，跻身发达国家行列。

在写作本节时，我想起了在以色列的施施，我给她发了微信，问候她，她说："要过年了，有点想家，也常想起我们……"

思乡是海外游子永远抹不去的情愫，勤奋也是我们在海外求学的同胞共同的品格。施施，祝你学有所成，愿你在他乡一切都好！

第三节

在瑞本儿童医院巧遇一对中国留学生抱着孩子来看病

一天，我在瑞本儿童医院耳鼻咽喉头颈外科门诊观摩以色列专家的门诊工作。由于患者不多，上午教授只看了两个孩子，一个是中耳炎，一个是腺样体肥大。医生拥抱握手后离开诊室，我目送着家长离开后又来到候诊大厅参观候诊情况。

瑞本儿童医院门诊在二楼，候诊大厅宽敞明亮、色泽轻快、温暖，仿佛是儿童乐园一般。候诊的人很少，家长们陪伴孩子在候诊大厅里玩耍、等候就医。他们神态自若，孩子们不哭不闹，不像是在候诊看病。

突然，我发现一对中国人模样的青年男女抱着一个1岁多的孩子在那里玩耍。我走到他们身边问道："孩子病了吗？"同时告诉他们，我是来自中国成都的徐幼医生，来这里访学，是学耳鼻咽喉头颈外科专业的。听到我是来自中国的访学医生，对方非常热情地和我交流起来。他们告诉我："我们来自中国武汉，在以色列已经4年了，在攻读博士学位。现在孩子生病了，社区转诊到瑞本儿童医院就医。"我问道："在以色列看病方便吗？"他们说："很方便，因为每个社区都有一家医院，我们都先去所在的社区医院看病，所有诊疗都是免费的，社区医院根据病情认为有必要再转诊到上一级医院。"

我接着问道："孩子为什么转到这家医院来就医？"他们说："孩子反复发烧一周了，服药后效果不好。我们又联系了保险公司，保险公司与社区的医生进行了沟通后同意我们转到

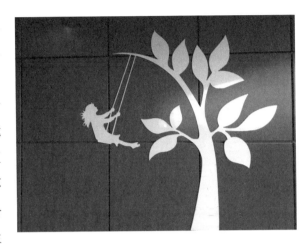

❖ 瑞本儿童医院极具个性的标识

瑞本儿童医院就医。""哦，我明白了，那你们需要先垫付医疗费用吗？"家长说："不需要，我们买了医疗保险，需要就医住院由保险公司与医院对接便可。"

我说："保险服务麻烦吗？"他们说："不麻烦，购买了保险后，一切都由保险公司去协助完成，不需要患者再花费时间了。"

我接着说："来以色列4年多，回过国吗？"他们回答："没有，我们的学业很紧，功课较忙，没有回国。"我随后又问道："想家吗？"他们没有犹豫地说道："想，很想，特别是新冠肺炎疫情发生后，对家人的担心，对祖国的担心一直困扰我们。我们非常关注国内的情况，希望疫情早点得到控制，希望早点拿到学位回国工作。"

我说："你们在这里等了很久了吗？"家长说："不久，到这家医院来看病的孩子不多，我们一到就看了，医生说需要复查一下X光片，护士已经陪我们到放射室拍了胸片，送我们返回候诊区休息，等结果出来再呼叫我们进诊室。"正在说着就已听到呼叫孩子复诊的通知，于是他们返回诊室为孩子看病去了。

他乡偶遇同胞，不是亲人，甚是亲人。一席交谈加深了解。悉知中国留学

生在以色列的学习、医疗、保险、生活都非常好，真替他们高兴。

离开时，这对留学生抱着孩子，我们一起合影留念。遗憾的是，手机图片丢失，我没能找到这张照片。这里只能借助文字记录与他们在以色列儿童医院就医时的这次偶遇。

第06
第六章
感受文化

第一节
蓝天白云下的耶路撒冷

"世界若有十分美，九分在耶路撒冷；世界若有十分哀愁，九分在耶路撒冷。"耶路撒冷我来了。

2020年1月3日，为了一睹耶路撒冷这片神秘土地，为了亲眼见一见耶路撒冷这座美丽与哀愁同在的"圣城"，我们一早便搭上了去耶路撒冷的大巴，开始了期待已久的耶路撒冷之旅。

一路上，我们一边欣赏着沿途的景色，有在沙漠岩石缝中顽强生长的小草、小树，更多的是看到了一片片贫瘠荒芜的沙漠，但心里对耶路撒冷的期盼，对这座城市充满好奇充满了整个心灵……

载着我们的大巴三个小时后，终于停在了一座山巅上。司机让我们下车，鸟瞰山下，首先映入眼帘的是一片长方形的淡黄色的区域，里面密密麻麻的石块，低矮而坚实。一打听这是一片墓地。据说以色列人认为葬在耶路撒冷的人可以复活，所以人人都希望葬在这里。但并不是人人都能葬在这里，因为这里的面积有限，墓地价格很高。耶路撒冷是一座三教奉一城的宗教圣城，在历史上多次被外族人破坏，也多次重新修建，可以说，耶路撒冷既是世界瞩目的城市，也是命运多舛的城市。

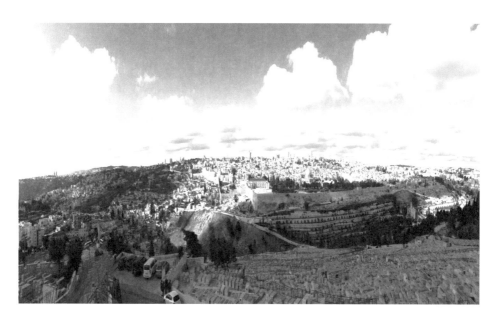

❖ 蓝天白云下的耶路撒冷，世界上唯一拥有天堂和尘世的城市

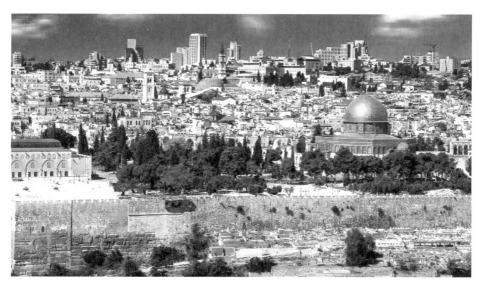

❖ 耶路撒冷耀眼的圆顶教堂、尖顶教堂和墓地

　　向远处瞭望，映入眼帘的是耶路撒冷高低不一、形状不同、新旧不一，但颜色相似的建筑，其中有几座圆顶、尖顶的教堂，高耸在这些建筑中格外引人注目。

　　我们朝着远处的建筑走去，一条条狭窄的小路引看我们走同远方的古城。道路虽窄，但脚下的石块却非常坚硬光滑，走在上面咔咔作响。据说这座古城已历经了4 000年的风吹雨打，这座城市在历史中跌宕起伏，命运多舛。穿越狭窄的街道，不同人种、不同国家、不同语言的人不停从眼前经过，我们用现代人的眼光去观察寻找着历史留下的痕迹，去聆听历史留下的悠远的声音……

　　我们来到悬挂着耶稣苦难之旅的一面古老残破的城墙，上面是12幅铜刻图画，刻有耶稣背负十字架一步一步艰难地走向死亡的画面。我们沿着上帝之子耶稣的受难之路，去聆听他的苦难与悲情的故事……

　　告别镌刻着耶稣从苦难到死亡的古墙，我们走向圣墓教堂，它又称复活大教堂，是耶稣坟墓所在地，也是耶路撒冷基督教大教堂之一。耶路撒冷是犹太教、基督教和伊斯兰教三教共存于一城的圣地，在全世界处于独一无二的地位，这座城池上刻满了种族战争、邦国兴亡、民族的纷争以及信仰的斗争的种

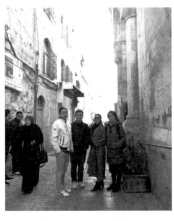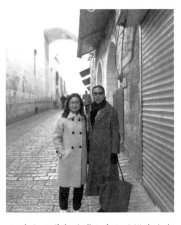

❖ 行走在古老的耶路撒冷街头，阳光　❖ 我与同学郭婷博士在耶路撒冷古老
　照在脸上　　　　　　　　　　　　　的街上

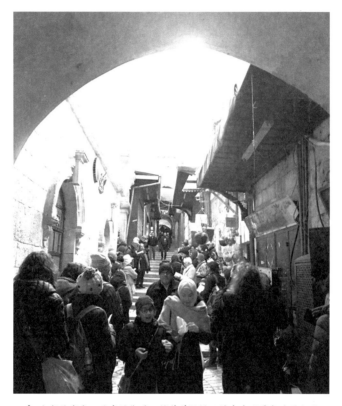

❖ 古老的城市，狭窄的街道，接待着络绎不绝来自世界各地的人民

种印记。这座古城以其古迹著称，实际上它也有现代的一面，是一个多元化的城市：多民族、多宗教、多信仰。在这里各种教派纷争，盘根错节，历经数千年直至今天，仍未平息。

每个教堂门前都人头攒动，每个人都有对信仰，对耶路撒冷不同的思考，每一座教堂里都在吟诵着永不停息的信仰与祈祷……

离开教堂，我们来到耶路撒冷的另一个特别的地方——"哭墙"，又叫西墙。远远望去，还未见人影就听闻悲痛欲绝的哭声，哭声惊天动地，似表白、似宣泄、似祷告、似祈求，也许都有，也许全无。

离开哭墙，我们看到一些神情凝重、行色匆匆，身着黑色礼服、白色衬衫，戴着黑色礼帽，留着长长鬓毛的人行走在路上，原来以色列把这些着装的人叫传统的犹太人。犹太人非常重视教育和文化传承。

行走在耶路撒冷一条条狭窄的街道上，两旁厚重的高墙让人有点窒息的感觉。我仿佛穿越在时空的隧道中，去领略这里逝去的一切。

漫步在耶路撒冷的街头，阳光照在脸上，我感到有点温暖。抬头望去，头上是蓝天、白云，但脚下的路不知从哪里开始，又将走向何方。街道两旁的高墙不知哪里是尽头，不时遮挡住阳光，街道慢慢变得阴暗，变得寒冷，风吹在脸上，吹拂着头发，撩起衣角，太阳慢慢地朝西落去，光芒越来越弱，温暖也越来越少，但余晖仍洒在一座座教堂的屋顶上，把耶路撒冷的建筑物都染得金黄。希望耶路撒冷的人们一直沐浴在和平的阳光里，一直被温暖着、关爱着，愿耶路撒冷成为没有眼泪，没有纷争，没有哀愁，只有欢笑的和平之城，友爱之城。

第二节
以色列美丽的巴哈伊花园

听人说，世界上有三大最美的花园，其中一个就在以色列的海法市。以色列海法市的巴哈伊花园（Bahai Gardens）又叫空中花园，它是一座极具波斯风情的花园，还是一个年轻的宗教圣地，宗教和建筑的历史都不长。但在2008年，其被联合国教科文组织列入《世界遗产名录》，并给予极高的评价：空中花园不仅具有一定的精神价值，在建筑风格和设计上也具备独特的文化价值。这是世界上第一个与近代宗教有关的建筑群被列入《世界遗产名录》，由此可见以色列海法市空中花园的历史地位和世界地位。在我们来以色列的前一周，据说中央广播电视总台还专门报道了以色列的空中花园的有关情况。

巴哈伊花园亮相于世人，距今不到20年，但巴哈伊花园修建的时间却长达100余年之久。其修建过程曲折艰辛，建筑成本巨大，工程断断续续。它是巴哈欧拉在1891年亲自为先知巴孛建造的长眠之地。为什么会选择此地建造花园，我们不得而知，但只要到过这个花园的人都会为其地理位置称道。它给人一种面向大海、春暖花开之美。

这里的美让人充满向往，更让人产生无限的遐想。带着对空中花园的期待，我们在来海法市的第一周的安息日，便走进了巴哈伊花园感受它的美……

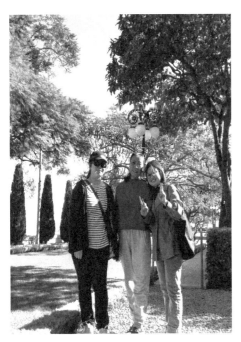
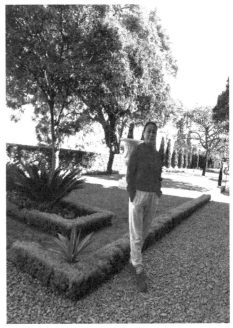

❖ 我和访学以色列的同学在以色列巴哈伊花园漫步游览

　　空中花园坐落在以色列美丽的海滨城市海法市。海法市是以色列第二大海滨港口城市，它前临地中海，后靠山地，山与海之间的陆地面积很少。生存资源的有限没有难住充满智慧的以色列人民，他们充分利用地形条件，将公园依山而建，高低错落有致，设计造型精美，利用山的梯度，层层递进，又层层不同，每一层看到的都是不一样的风景，无论从上往下看，还是从下往上看，美景都尽收眼底。虽然空中花园占地面积不大，人烟稀少，但始终呈现给世人的是宁静之美、冷清之美、肃穆之美。花园里各种树木翠绿葱郁，小草如茵，繁花似锦。你若步行游览，每上一层台阶就是一片别样的美景，你若在空中花园的最高层鸟瞰全城，仿佛看到的是城在花园中，也好像是花园在城里。沿着花园的主干道往下走，感觉像是在春暖花开中，面向大海走去；沿着花园向上走，好像是从鲜花盛开的花海飞向蓝天……真是360度都是美景。这座依山临海而建的美丽花园最具特色的是其左右对称的设计，它的美让人流连忘返，刻骨铭心。

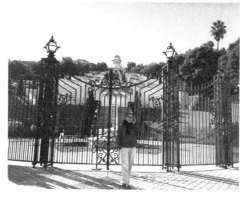

❖ 我在以色列巴哈伊公园大门前

院内有一座教堂，庄严肃穆。进入教堂的人都需要脱鞋，赤脚迈进教堂。教堂让这座世界闻名的空中花园多了一份神秘的宗教色彩。

巴哈伊花园在以色列既是一座美丽的空中花园，也是一个肃穆的年轻的宗教圣地。

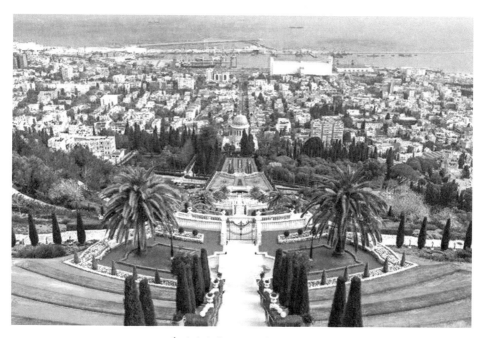

❖ 在空中花园俯瞰以色列海法市

第三节
沙漠之中的死海——美丽的盐湖

沙漠中的死海听起来有些伤感，但其实是死海就一个非常美丽的盐湖。死海因美丽吸引着来自世界各地的人们到此游览，我也有幸身临死海，感受它的美丽与神奇。

沙漠中的死海是一个非常美丽的盐湖，吸引着来自世界各地的人们到此游览，我也有幸身临其中，感受它的美丽与神奇。

死海的湖面低于地中海海面430米，平均深300米，最深395米，为世界陆地最低处。当地气候炎热，蒸发强烈，湖水盐度极高，为一般海水的8.6倍，致使水生植物及鱼类不能生存，沿岸草木很少，故有"死海"之称。

死海里的水清澈见底，蔚蓝迷人。若进入水中，人的身体便会被海水轻轻地托起，并漂浮起来，湖面犹如一张宽大的床，让"躺"在湖面体验的游客不由感叹死海的神奇。当然，体验是有时长限制的，不能待太

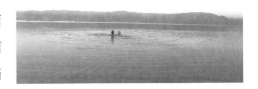

❖ 游客在死海中

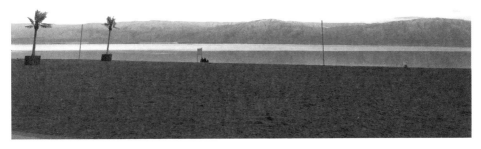

❖ 暮色中的死海

久，否则会对人体造成伤害。

死海位于沙漠中，与满眼的干旱沙漠和乱石丛生的自然环境相比，犹如一颗美丽的明珠，在黄沙漫漫的环境里显得格外耀眼，让人喜爱。

死海以独特的地理位置连接着三个国家。我多么希望死海是一条友谊的纽带，是中东国家的友谊之海，让中东地区多一份和平，少一份战争；多一份友谊，少一份敌对与仇视。

死海，愿你成为中东地区人民的生命之海、友谊之海、吉祥和平之海……

第四节

以色列国父——戴维·本-古里安之墓

中国农历新年的大年初一，是国内传统的休息日。身在以色列访学研修的我决定给自己放一天假。我准备去本-古里安国家公园看看，据悉那里长眠着以色列国父戴维·本-古里安，他是以色列复国后的第一任总理。

一月的以色列是寒冷的冬天，但阳光照在脸上依然很温暖。道路两旁长着高矮不一的小树、小草，远处的土地看上去贫瘠、干燥，泥土很少、乱石丛生。薄薄的土地上，稀疏的小草和低矮的小树在阳光的照耀下显得安宁而顽强。小树的下面盘旋着许多弯曲的管道，为它们输送养分。如果没有以色列人民的聪明智慧，发明创造了世界上最先进的植物灌溉技术，为这些

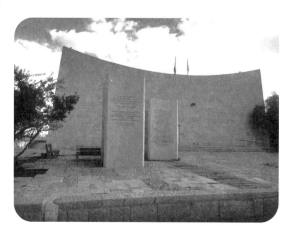

❖ 本－古里安国家公园一景

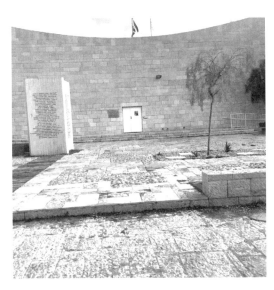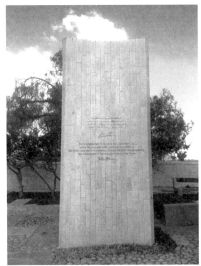

❖ 本－古里安国家公园一景

小树、小草提供营养，要在这恶劣的自然条件下存活是难以想象的。

黄沙漫漫、小树低矮、小草枯黄，但仍向我们展示着极其顽强的生命力和与环境的抗争力和适应力。

经过4个小时的车程，我来到了本·古里安国家公园，这里宁静、庄严、肃穆，树木高大挺拔而郁郁葱葱，翠绿而生机勃勃。这里的环境与周围的自然环境迥然不同，这是我来以色列后少见的。因为这里长眠着一位伟人，以色列的国父——戴维·本-古里安。

戴维·本-古里安带领以色列人民在这片土地上进行了艰苦的斗争，终于在1948年成功复国，建立了以色列国。

以色列国家和人民为了纪念本-古里安做出的巨大贡献，把他称为国父，以本-古里安命名的还有本-古里安国际机场、本-古里安大学。

在这肃静的公园里长眠着本-古里安和他的妻子，他们的墓低矮而不显赫。两座墓大小相似，并排着，平等着，仿佛永远相拥相伴、相亲相爱，永不

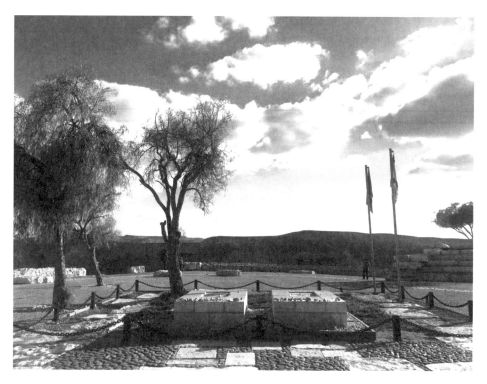

❖ 以色列国父本·古里安与妻子之墓

分离。墓地前没有鲜花、绿草、松柏，陪伴他的是那片他带领以色列人民努力奋斗，争取国家独立、民族自强、人民幸福的土地。环绕在墓地四周有很多小石子，据说到这里来瞻仰伟人的人都会在墓地旁放上一粒小石子，以此悼念。

我也轻轻地拾起两粒小石子，轻轻地放在本·古里安及其妻子的墓上，深深地表达我的敬仰之情……

第五节

那一天，我们居住的大楼枪声响起

在以色列的街头巷尾都能看到荷枪实弹的士兵，但我们却从未听到过枪声。来以色列之前担心这里充满战争的危险，但我们来以色列一个多月了，感到以色列的社会治安良好，人民是安全的，国家是稳定的。但没想到有一天深夜，我们住地突然响起枪声，让我们开始紧张起来……

那是2020年2月的一天清晨，我习惯性地起床后准备去海边跑步。下楼来到大厅时发现已拉起警戒线，围了好多荷枪实弹的士兵，大门也被封锁了。原来昨晚酒店大楼发生了枪击事件，大堂的玻璃门被击穿了一个大大的洞……

为何在我们居住的酒店发生枪击事件，什么人所为？我们也不清楚，只有担心和恐惧。作为一团之长，全体学员的安全最重要，我决定放弃晨练，立即返回宿舍，将此事件在群里发出，请大家注意安全，同时立即将此情况上报国内。国内非常关注此次枪击事件，立即发出通知要求全体学员遵守纪律，严禁私自外出，注意人身安全，上下班集体出行，坚持两点一线，如遇特殊情况及时向团队报告。

不过，这次事件仍没有阻挡我们去医院学习的步伐，我们仍迈着坚实的脚步集体出行上下班，每天奔走于住地、医院。

枪击事件对我们的影响很快就过去了，学习、生活恢复了往日的平静，以色列总的说来是安全的。

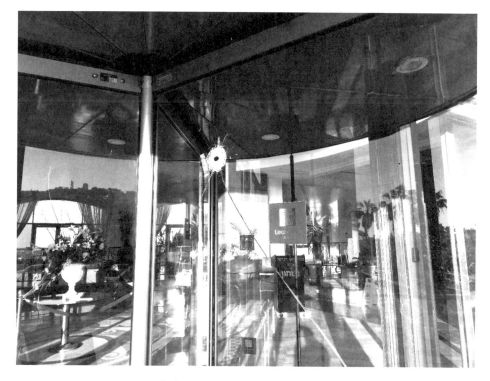

❖ 我们居住的大厦被枪弹击穿的玻璃门

第六节
热情友好的以色列人民帮助我们

一个周末，我们团队一起去以色列的首都特拉维夫参观游览。旅途中我们迷路了，团队里一个英语口语较好的来自广州的博士主动上前去询问一个以色列人，但他似乎没有听懂我们的问话，回答我们时用的是希伯来语，我们也没听懂，大家都有一点尴尬。这时，我们看见那个以色列人转身走了，但我们还站在原地试图等待再询问下一个以色列人。过了一会儿，只见刚才那个以色列人又返回我们的身边，他把自己的手机拿给刚才问路的男博士，让他接听电话。我们的男博士当时有点不知所措，但还是接过手机，电话那头传来了熟悉的母语，对方用中文问我们现在的地标是什么？问我们要去哪里？原来，对方是个中国人，被问路的以色列人没听懂我们的话，把电话打给了这个在以色列的中国人，让他来帮助我们。母语的交流顺利多了，对方也清楚地告诉我们怎么去我们想去的地方。

其实，这只是一次小小的问路，可能得到的回答是："I don't know.（我不知道。）""I am sorry.（我很抱歉。）"但这位以色列人没有这样回答我们，而是想办法来帮助我们，努力寻找一个听得懂汉语的人来帮我们。他们的热情与负责让我们感受到在异国他乡的温暖与关怀，更感受到了以色列人民对中国人民的友好情谊。

第七节

参加以色列家庭聚会，遇见《生命自传》里的主人——一个以色列犹太老人家中的中国元素

2020年2月23日，周六，这天我们有幸应邀去参加一个以色列家庭的聚会。举办聚会的是一个美国籍犹太人Deborah Hemstreet教授。她已65岁高龄，仍工作在以色列瑞本医院的杂志社，可能是她很热爱工作的原因，我感觉她很年轻，还有一个开放的心态，愿意接触外界，愿意主动去学习。她一口流利的美式英语，谈笑自如，乐观自信。

那天帮助她一起接待我们的还有在以色列理工学院生物系攻读博士学位的中国留学生施施。施施和教授是邻居，听说我们要来参加当天举办的家庭聚会，施施和丈夫主动前来帮助教授接待我们。施施热

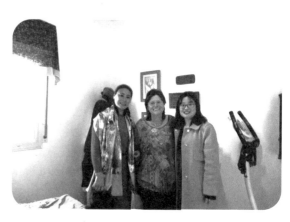

❖ 我们与主人（左二）的合影

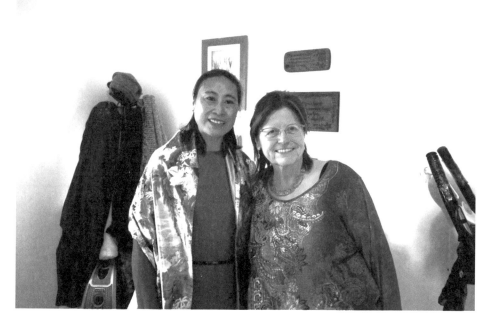

❖ 我与主人 Deborah Hemstreet 教授合影

情、开朗，担任我们的翻译。她告诉我们："教授一个人独居在以色列，她的丈夫去世了，孩子们在美国，每年她回美国1~2次，去看望她的孩子们，也去看看她长眠在美国的丈夫……"

　　Deborah Hemstreet教授住的是两居室公寓，家里还有两只黑色，体形肥硕的大猫陪伴左右。一间居室里有一台电脑，那是教授的精神世界。她除了在瑞本医院杂志社当编辑外，其余的时间还在华人教会里当英语教师，每周五下午为华人讲英语课1小时，讲课的内容全是圣经上的内容。教授信仰基督教，有很多教友，今天除了我们这些海外访学研修的中国学者外，还有她的两个基督教教友前来参加家庭聚会。平日冷清的家一下变得分外热闹，她用犹太人最好的美食招待我们。她告诉我们，她1995年去过中国，看过长城，她说："我很喜欢中国。"

是的，Deborah Hemstreet教授喜欢中国，因为我们在她的房间里看到了很多熟悉的中国元素。悬挂在大厅显眼处的一幅中国字画，上面写着："信念（faith）、希望（hope）、爱（love）、和平（peace）、喜悦（joy）"。看得出教授很喜爱这幅中国字画。她有执着的信念，对生活充满希望，热爱和平，心存喜悦，乐观开朗，努力去帮助别人，努力去爱人……

临走时，教授给我们每个人送了一个优盘，上面刻录着她用英文写的一本书——《生命的自传》有声读物，希望帮助我们学习英语，还给了我们一封信，信上写着："希望你们把在以色列的所见所闻带回中国，分享给更多的人，并让你们美丽的国家获益……"

带着教授的珍贵礼物，走在回去的路上，我耳边响起教授的一句话："你们能从中国来以色列学习，我不太相信是机缘巧合，我相信我们的相遇是上天的安排……"是的，我相信这是上天的安排，让我在以色列海法市这个美丽的海滨城市遇到了一个有信念、满怀希望、不放弃、不颓废的老年知识女性，在大多数这个年龄的人都躺平享受生活的年纪，她仍在努力去记录生命的历程，用乐观、包容、坚毅、热爱去感染和影响着每一个和她相识、相遇的人……

第八节
公交车驾驶员对残疾老人的关爱

2020年3月11日，周三，这天是我们来到以色列访学研修三个月后结业颁发证书的日子。我们满怀欣喜，充满期待。我们早早地坐上了去医院的24路公交车。以色列的公共交通非常发达，班次非常多，3分钟一班，乘客非常少，每天下班回酒店，偌大的公交车上常常只有我一个人，仿佛是我的专车。今天车上乘客也很少。客车载着我们驶向瑞本医院。突然车在距离医院还有两站的车站停下了，车门开了，没有人下车，也没有人上，但

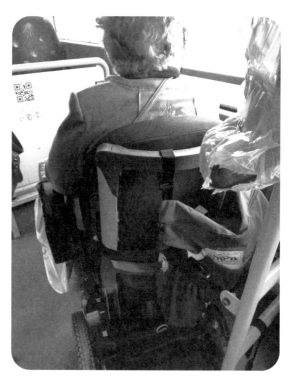

❖ 在以色列海法市公交车上遇见的老人

很久车门都没关上，车也没有开走。我正在纳闷，是车坏了吗？如果车坏了，我们今天参加颁发证书仪式可能就会迟到，这么重要的仪式可不能迟到啊！我正在想需不需要下车换乘另一班公交车时，只见驾驶员从驾驶室走出车外，径直朝着汽车中部的车门走去，走到车门处，只见他弯下腰，把车厢里的一块铁板打开，又放下去，随后走下车去，不一会，只见驾驶员推着一辆坐有老人的轮椅上了公交车，轮椅上端坐着一位大约80岁的老人。驾驶员把轮椅安置在车厢内，老人从怀里取出乘车卡交给驾驶员，驾驶员拿着乘车卡走到驾驶室前的刷卡处为老人刷了乘车卡，又返回给老人，然后下车，从驾驶室的车门处上车坐到驾驶室处，然后关上车门，启程开往目的地……

我被眼前看到的一幕温暖了。我注视着坐在轮椅上的老人，虽然只看到她的背影，没有看到她的脸，但我想她的脸上一定洋溢着幸福。公交车很快就到了瑞本医院，我望着老人的背影下了车，我用敬佩的眼光向驾驶员望去，目送着老人与公交车驶向远方……

记得有人说："一个国家的文明程度的高低主要体现在对老人、儿童和残疾人的关爱。"今天我看到这句话的现实版在我的眼前实现。

第九节
我们在以色列访学的 Lierl 老师

以色列的Lierl老师是本次访学负责管理我们在以色列生活的老师，她美丽，身材高挑，对我们热情帮助，我们都很喜欢她。

还记得2019年12月20日，我们刚到以色列海法市的住地，她已早早地等候在酒店大厅，为我们分发早餐和安排房间，然后将我们带到各自的房间住下，下午还带我们去熟悉住地周围的环境。

第二天一大早，Lierl老师又在瑞本儿童医院会议大厅等候我们，为我们每个学员分发公交乘车卡和瑞本医院的工作牌，随后带领我们乘坐公交车前往瑞本儿童医院一楼会议室，参加瑞本医院为我们举行的欢迎仪式，并将我们按照不同的专业介绍交接给各自的老师。

Lierl老师是一位非常负责的生活管理老师。一周后她又带我们到瑞本医院进行疫苗的预防接种，一一清点着我们每一个人的名字，担心我们没有按规定接种。我们为她负责的精神所感动。

我们住地的房间的被子、床单每周都会更换一次。有一次，换床单时工作人员不小心把耳机和床单一起收走了，我们向Lierl老师报告后，她非常负责地亲自去把耳机给找了回来。

一次，我在微信群里问Lierl
老师：“我们住地的那个大厦叫什
么名字？”她非常紧张又关切地
问我：“你是不是走丢了？现在在
哪里？地标是什么？”她让我站
在原地不要离开，马上来接我。
我说：“没有走丢，只是想知道我
们住地的大厦的名字。”听到这
儿，她这才放心了……

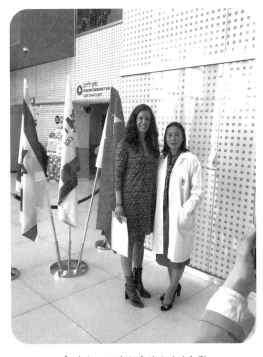

有一天，她告诉我：“团长，
我要出去旅游一段时间。”我问：
“是去哪里？”她说：“波兰。”
我问：“去过中国吗？”她回答：
“没有。”我问：“想去中国旅游

❖ 我与 Leirl 老师在结业时的合影

吗？”她说：“中国是一个伟大的国家，非常了不起，希望有机会去中国。”
从Lierl老师的眼神中我看出了她对中国的向往与热爱，Lierl老师热情握住我的
手，久久不肯松开……

三个月的访学研修时间短暂而美好，我们结业那天，她请来了院方的CEO
给我们颁发结业证书，另外令我惊喜的是她还请来了我的导师为我颁发结业证
书，我很荣幸！

临走那天，我送给她一面精美的中国特色的镜子作为礼物，同时写下了祝
福：“我希望镜子中的您永远年轻、美丽”！

期待Lierl老师来中国看看！祝愿中以友谊长存……

第十节

没有校门和围墙的以色列理工学院

我曾经看到过这样一个故事：国外某城市的犯罪率一直居高不下，政府为了降低犯罪率，频繁地换了好几任市长，都没有让犯罪率下降。不久又换了一任市长，这位市长上任后的第一件事就是下令把所有大学的围墙、大门统统拆除，让那些没有机会进入大学学习的人也可以随便出入大学。没过多久，这个城市的犯罪率逐渐下降了……

有人说这是新任市长的魅力，让城市的犯罪率下降了，又有人说这是象征知识与文明的大学围墙被拆除了的原因，这是没有围墙大学的魅力……

三个月的访学很快就要结束了，我们想去以色列理工学院看看。那天手术结束后，阳光正好，我和河南中医药大学的郭婷博士相约一起去参观一下以色列理工学院。

以色列海法市一面靠山，一面向海，仅有的一点狭小的平地都用来修建公路和建筑，听说以色列理工学院就修建在山顶上。以色列的公共交通非常发达，上山、下山都非常方便，但我和郭婷博士决定徒步登上去。

三月的春光正好，我们沐浴着阳光，一路向山顶走去，希望早点爬到山顶。沿途有一些不太高大的楼，不停有三三两两的学生从楼里出来，我们想可能快到学校了，又继续往上爬了许久，还是没有看到学院的校门在哪里。我们忍不住问一位学生模样的人："请问以色列理工学院的校门在哪里？"他回道："就在这里。我们大学这里没有校门，也没有围墙。"

的确，这里便是以色列理工学院的校园。教学楼不高，教室也不大。我透过教室门上的玻璃看到一间教室里有4个学生正在上课，课堂氛围轻松、随意……

离开教室后，我们又继续参观，

❖ 我在以色列理工学院大楼前留影

走着走着，太阳西下了，我们终于看到一座比较大的楼。我们问路过的学生："那栋大楼是理工学院的楼吗？"他们说："是的。"

大楼已经关闭了，郭婷博士在这里给我照了一张相，算作是留念吧……

今天我在以色列理工学院漫步，确实没有看到学校的大门和围墙，我不知道是不是故事中的那个城市、那个大学，但我真实地看到了没有围墙、没有大门的以色列理工学院向海法市周边社区居民全方位开放，为以色列培养着高科技的尖端人才。

第十一节
参观以色列国家博物馆

2020年1月的一个周末的早上，我和我的同学相约前往以色列国家博物馆参观。不巧，那天是闭馆日，让我们有点失望，但我们在国家博物馆大门前陈列的图片中，看到了爱因斯坦的夫人艾尔莎在1923年访问以色列时受到当地民众的热烈欢迎的相片。由此勾起了我对爱因斯坦这位世界杰出科学家、为人类做出巨大贡献的伟人的敬仰与回忆……

1879年3月14日，爱因斯坦出生在德国乌尔姆市的一个犹太人家庭。1900年他毕业于苏黎世联邦理工大学，入瑞士国籍；1905年，获苏黎世大学物理学博士学位；1913年当选为普鲁士科学院院士。1933年移居美国，任普林斯顿高级研究所教授，从事理论物理研究。1940年入美国籍。其在物理学多个领域均有重大贡献。

艾尔莎是爱因斯坦的第二任妻子。艾尔莎去世19年后，爱因斯坦因长期生长的动脉瘤破裂导致动脉出血，于1955年4月18日在普林斯顿医院去世。

2016年7月11日，英国《独立报》报道，以色列的希伯来大学在7月10日公开了爱因斯坦生前所写的1 300多封信。信件原来由爱因斯坦的继女玛格特保管，1986年7月，玛格特逝世前，把这些信件捐赠给了希伯来大学。除了这

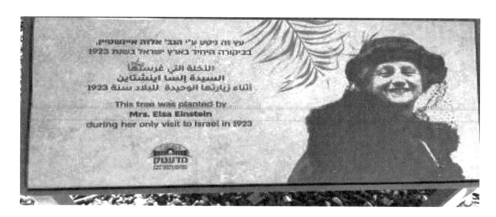

❖ 以色列国家博物馆外陈列的照片

1 300多封信，希伯来大学还有2 200多封信没有公开。

由于爱因斯坦的犹太人血统，他在访问美国时，受到当地数万犹太人的夹道欢迎。犹太人因为爱因斯坦而感到骄傲，爱因斯坦夫人也因此深受以色列人民的热爱。

第十二节

在地中海边，我从辛勤劳作的以色列渔夫手中买了一条鱼

那是一个周末，图书馆中午就闭馆了，看完书后我走出图书馆，沿着海边步行回住地。虽然是冬天，但以色列海法市这个地中海的海滨城市并不太冷，我一边欣赏着地中海的蔚蓝与美丽，一边迈着悠闲的步伐向住地走去。在前面不远处，我看到了一个渔夫正在地中海里捕鱼。我来以色列已快两个月了，没发现医院的餐桌上有鱼。难道以色列人不吃鱼吗？那为什么还有人在这茫茫的大海里捕鱼呢？我好奇地向他走去。只见一个约60岁的老人站在海水里，穿着塑料衣裤，正捕捉到一条大鱼。看到老人脸上露出满足的笑容，我想这一定是一笔不菲的收入。我走近老人问

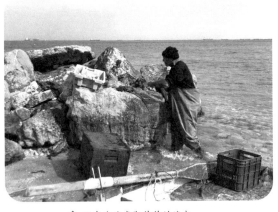

❖ 正在海边辛勤劳作的渔夫

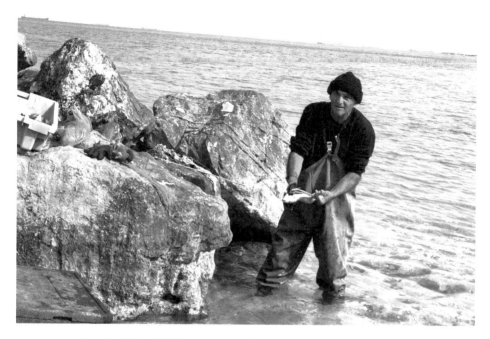

❖ 以色列渔夫正在为我打理刚买下的一条鲜活的海鱼，脸上露出友好的微笑

道："这鱼要卖吗？"老人回答："是的。""1斤（500克）鱼需要多少谢克尔？""50谢克尔。"我让老人帮我称一下重量，刚好1斤半。我们来以色列以后只在元旦那天吃了一顿肉，非常满足了，没有奢望能吃到鲜活的海鱼。今天，偶遇捕鱼老人，算是既有眼福，又可饱口福。

拿着老人为我打理好的鲜活的海鱼，我加快了回住地的步伐，迫不及待地想享用这异国海域的美味。

第七章

07

访学归来

第一节
我们结业了

光阴似箭，三个月的访学生活转眼间就要结束了，来时的忐忑早已在紧张忙碌的访学中消失殆尽，此时我们感到的是离别的惆怅和依依不舍。

2020年3月11日，我们全体学员早早地来到会议室大厅，等待瑞本医院的CEO给我们颁发结业证书——三个月努力学习换来的一份沉甸甸的证书。

颁发证书前，瑞本医院的首席执行官（英文简称CEO）代表医院对我们表示热烈的祝贺，并对我们全体学员在瑞本医院访学期间遵守规章制度的表现和勤奋好学的态度予以高度的评价和赞扬。

我团派出学员代表——来自上海的朱好老师发言，感谢瑞本医院全体员工对我们不吝赐教。我代表中国第八期赴以色列瑞本医院访学研修的24名学员向瑞本医院递上了一份感谢信。感谢信有3 000字，字里行间都是满满

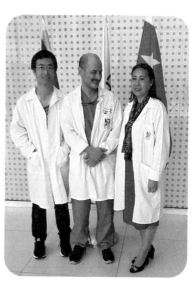

❖ 我和张志纯博士与瑞本医院耳鼻咽喉头颈外科专业导师 Gil 教授合影留念

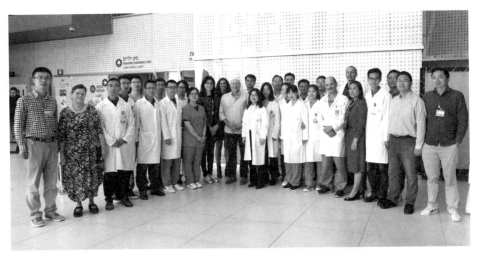

❖ 欢送仪式结束后合影留念

的感谢，三个月的时间虽短，但我们收获满满，感受良多，以色列人民与我们的友好情谊天长地久。

结业典礼在欢快与不舍中圆满落下帷幕，前来参加欢送仪式的除瑞本医院的CEO外，以及我们的生活老师Lierl教授、以色列方面其他相关的老师，以及在以色列理工学院留学的施施博士及她的丈夫。特别感谢我的导师Gil教授也应邀参加了我们的结业欢送仪式。

欢送会上每个人对以色列充满不舍，同时又归心似箭。以色列是一个发达的国家，有先进的医疗技术和高端的医疗设备，有充满人性的医疗关怀。我们要回到祖国，用所学的知识为我们的国家和人民服务，为祖国的医学发展尽力。

第二节
在以色列，我和我的同学们

在同学们亲切地称呼"大姐好！团长好！"中，我度过了三个月美好而难忘的时光，感谢同学们的一路陪伴与帮助，感谢你们的配合与理解。三个月短暂的时光，我们留下了太多的回忆与不舍，留下了太多的欢笑与友谊。

还记得，我们到以色列后的第一次结伴出游是去爬山。山虽然不高，但陡峭难爬，我们一路欢笑、终于登顶。

还记得，我们第一次出远门去文化考察。我们去了世上唯一有两种存在——天堂与尘世的城市——耶路撒冷。古老的街上留下了我们的足迹，让我们近距离审视了耶路撒冷的神秘。

还记得，我们乘坐古老的火车一起去以色列的首都特拉维夫游览，好奇与兴奋让人难

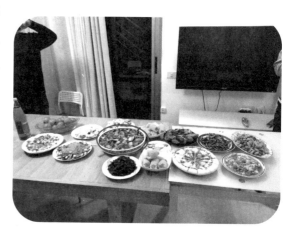

❖ 团年那天，餐桌中间那盘红烧肉成了大家的最爱（红色圆圈所示为我做的红烧肉）

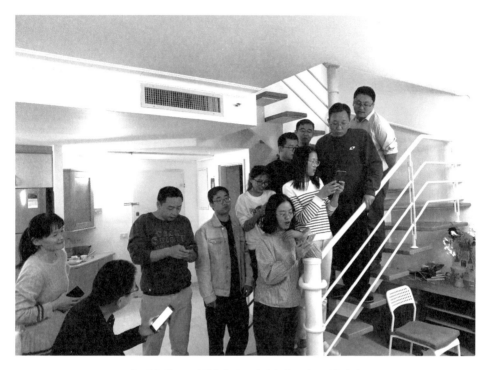

❖ 团年那天，同学们都在认真准备节目献给团年晚宴

以忘怀。

　　还记得，临近2020年农历新年，每逢佳节倍思亲，为了组织大家欢度新春佳节，团里决定大家一起过年。为筹备新年晚宴，决定一人做一道菜，大家一起在异国他乡过了个热闹、温馨的新年。

　　那一天，同学们早早地开始忙碌准备团年餐。当来自祖国四面八方的特色菜端上餐桌时，我们感到了家的温暖，体会到无论走多远，无论离开祖国多久，我们的根、我们的魂还是在祖国，还是在故乡……

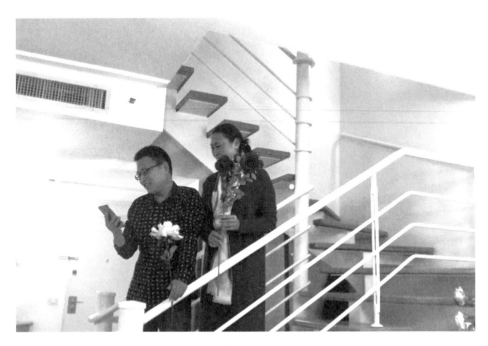

❖ 快乐的我们手持鲜花，唱着思念家乡的歌

第三节
伟大的祖国，我们终于回来了

2020年3月，我们访学研修归国的日期就要到了，但此时国内疫情非常严峻，多个国家都关闭了直飞中国的航班。当时，和我国直通航班的只有俄罗斯，我们感到回国的希望有点渺茫，学员们都很焦虑。但强大的祖国时刻牵挂着海外留学生的安全，国内积极想办法帮助我们按时回国。3月13日，我们全体学员早上6点从以色列海法市出发，转道以色列首都拉维夫的本·古里安国际机场，飞往俄罗斯，再由俄罗斯中转到北京。

当晚，我深情地写下了一段文字，我告诉祖国，我们回来了。

"跨越千山万水，我们不远万里来到遥远的以色列。我们为医学事业而去，为学习世界上先进的医疗技术而去，我们不辞辛苦，远涉重洋是为了更好地服务我们的祖国、我们的人民……"

历时三个月，我们克服了生活、饮食的不适应，我们勤奋努力，忘我学习，我们早出晚归，看到了以色列医疗技术的精湛、医疗设备的先进、医疗工作的严谨规范、医学与人文的完美结合！以色列医生勤奋努力，不吝赐教，让我们收获满满、受益匪浅！以色列人民勤劳、智慧、勇敢、热情，对中国人民的友好情谊让我们永不相忘!

回家的喜悦带走了旅途的艰辛与疲惫,对家国的向往成为我们克服重重困难回到祖国的动力,强大的祖国送我们出国学习,又把留学海外的游子接回祖国,祖国温暖的怀抱让我们感到安全。

有国,才有家!

国强,民安好!

国是最大的家,家是最小的国!

有了强大的国,才有安宁的家!

若要问我,最爱什么?

我会毫不犹豫地说:"我爱我的国,我爱我的医院,我爱我的家!"

第四节

访学归来，向祖国和医院汇报

医院对访学留学归来的莘莘学子，既有温暖的关心，又有严格的要求，还有充满希望的期待……

我们的医院将出国访学的条件放得相对较宽。医院规定只要参加出国英语考试，成绩合格都可以选送，但同时对学成归来有较高的要求，要求回国后的2年内以医院为第一作者单位，访学人为第一作者发表SCI论文一篇，并向医院做学习汇报和回国后的工作计划。

在撰写出国归来的汇报时，我心中充满无限感慨，我庆幸生在一个伟大的国家，处于繁荣富强的好时期，感恩我的医院对出国留学人员的良好政策，感谢我们的院领导林永红书记的高屋建瓴，才让我们有机会出国访学研修，开阔眼

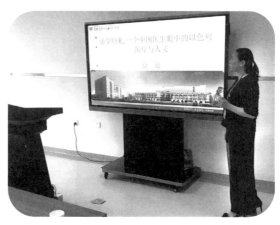

❖ 2020年7月23日下午，我向医院做了学成归来的学习汇报

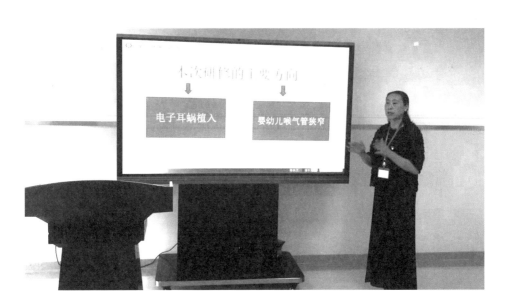

❖ 本次出国研修的主要方向

界，拓宽国际视野，让我们看到了祖国的医疗与世界发达国家医疗的差距，看到医疗除了尖端的技术、高端的设备之外，还有人文的可贵。

有机会去国外看看，是我之幸运。我珍惜、铭记、感恩。

2020年7月23日下午，我们医院的所有院领导参加了访学归来的学习汇报会，我在汇报会上做了题为"访学归来：一个中国医生眼中的以色列医疗与人文"的学习汇报，把我的所见、所闻、所思、所想、所感、所愿分享给大家。

2021年7月，访学归来后的一年，我完成了医院的要求，发表了第一篇SCI论文，开展了多例新生儿喉气管狭窄等相关疾病的手术治疗，并取得了良好的效果。电耳蜗技术正在积极筹建中，希望在不远的将来能使这项技术造福更多的孩子；同时，把学到的更多的医疗人文理念践行在工作中，以人为本开展工作，在医疗工作中注入更多人文元素……

我会朝着学之所愿的方向去努力、去耕耘，为我热爱的事业，为我关爱的患者……

― 结束语 ―

以色列医疗跻身先进医疗的前列，祖国的医疗与之相比，还有一定的差距，这正是我们为之努力的方向！正因如此，才有了我们远涉重洋、漂洋过海，不远万里来到以色列勤奋学习的研修之旅。

三个月在时间的长河中只是短暂的一瞬，但给我们留下了美好而难忘的回忆。以色列人民对我们热情友好的情谊我们永记于心！三个月，瑞本医院的病房、手术室、门诊部、CT室、介入科、学术厅、图书馆都留下了24名中国医师勤奋、努力、好学、谦虚的身影；三个月我们向以色列瑞本医院展现出中国医生良好的形象。三个月，不虚此行；三个月，收获满满，我们开阔了视野，增长了见识，看到了差距，也看到了希望和努力的方向……

最后，我愿将双眼目光所及、心之所感、情之所动，用文字去记录，与同道们分享！

再见，瑞本医院！

再见，以色列！

致谢

在撰写本书的时光里，我时而高兴、时而忧伤；高兴的是，我作为一名平凡的医生，在头顶渐生白发、脸上出现皱纹、年近六旬之时，能得到命运的眷顾，有机会出国访学研修；忧伤的是，我欠下太多的帮助，却无力回报！当我沉浸在字里行间时，一张张热心助我的笑脸时时浮现在眼前，一句句关切的话语常回响在耳边。虽说大恩不言谢，但我还是想衷心地感谢！

首先，最想要感谢的是我工作的医院，在我年近六旬时给了我平生第一次出国访学研修的宝贵机会。本次访学我去了以色列，让我看到了相同的医疗、不一样的人文；感谢以色列理工学院瑞本医院的邀请，在我申请前往英国奥尔赫儿童医院未果时，向我发出邀请，圆了我的访学之梦；同时，感谢我的家人，特别是我亲爱的女儿，是她坚定了我去以色列访学的信心；感谢科室的同事们，在我访学期间替我分担了所有的工作；感谢一同访学的全体学员对我的帮助关心，对我担任团长工作的支持，让我们圆满完成访学并平安返回祖国；感谢北京华通国康公益基金会为本次访学付出的辛勤努力；感谢李金兵部长在我参加出国人员英语口语面试时给予的鼓励；最后要感谢的是四川科学技术出版社的领导和编辑，是他们用自己的辛勤劳动促成了本书的出版。

在喜忧交织的时光里，我完成了本书的创作，这既是对自己访学以色列时的所见所闻做一个简要的回顾，也是对自己心灵深处的感悟做一个轻轻的慰藉。

感谢伟大的祖国，感恩伟大的时代……